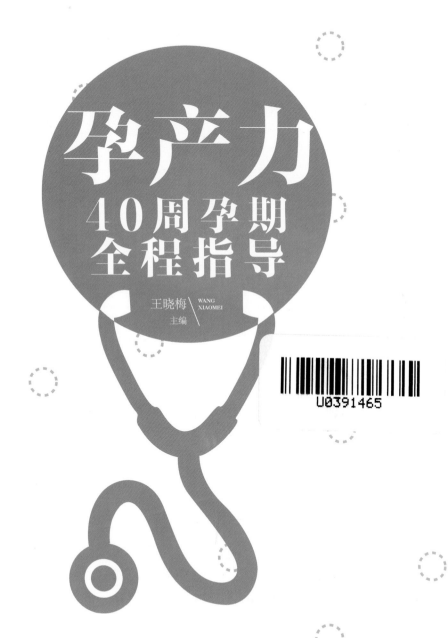

孕产力

40周孕期全程指导

王晓梅 \ WANG XIAOMEI

主编

中国妇女出版社

图书在版编目（CIP）数据

孕产力：40周孕期全程指导 / 王晓梅主编. --北京：中国妇女出版社，2016.4

ISBN 978-7-5127-1216-4

Ⅰ.①孕… Ⅱ.①王… Ⅲ.①妊娠期—妇幼保健—基本知识 Ⅳ.①R715.3

中国版本图书馆CIP数据核字（2015）第281581号

孕产力——40周孕期全程指导

作　　者：	王晓梅　主编
选题策划：	王晓晨
责任编辑：	王晓晨
装帧设计：	尚世视觉
责任印制：	王卫东
出版发行：	中国妇女出版社

地　　址：北京东城区史家胡同甲24号　　　邮政编码：100010

电　　话：（010）65133160（发行部）　　65133161（邮购）

网　　址：www.womenbooks.com.cn

经　　销：各地新华书店

印　　刷：北京通州皇家印刷厂

开　　本：170×240　1/16

印　　张：17

字　　数：290千字

版　　次：2016年4月第1版

印　　次：2016年4月第1次

书　　号：ISBN 978-7-5127-1216-4

定　　价：49.80元

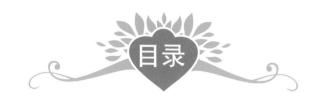

目录

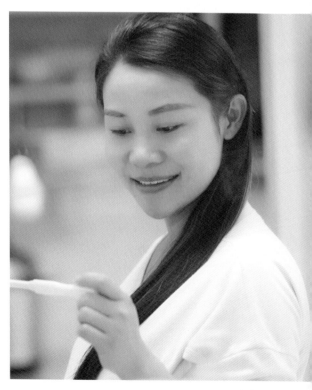

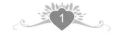

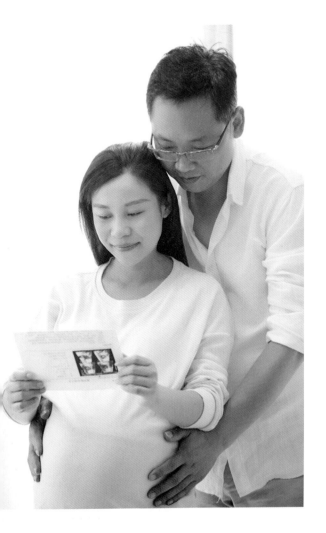

孕2月　月月造访的好友没来，你怀孕了

孕3月　孕早期要结束了，心情逐渐平复

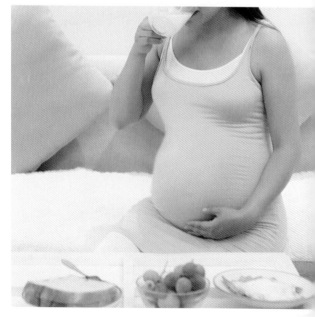

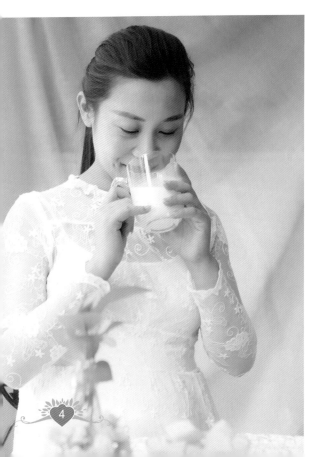

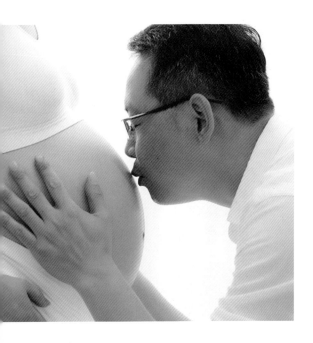

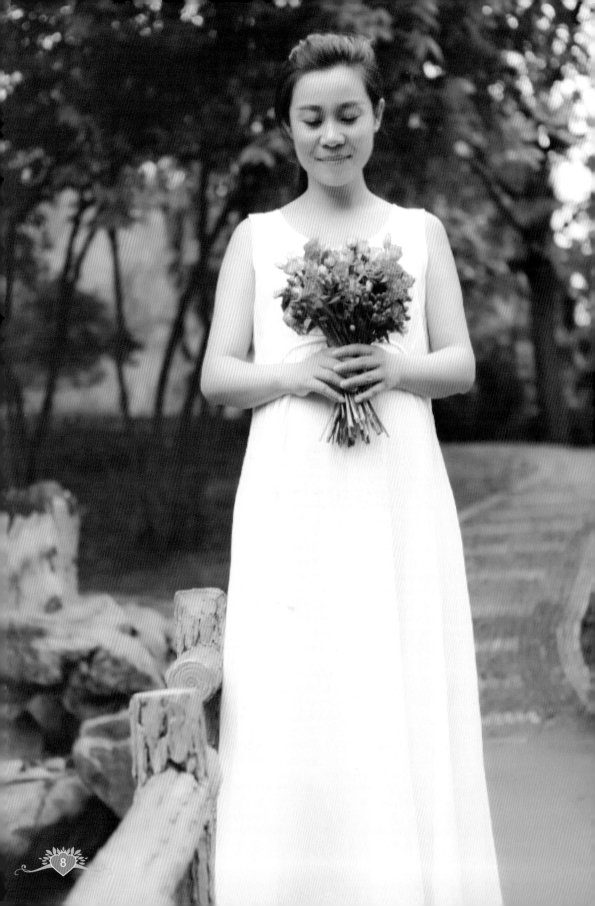

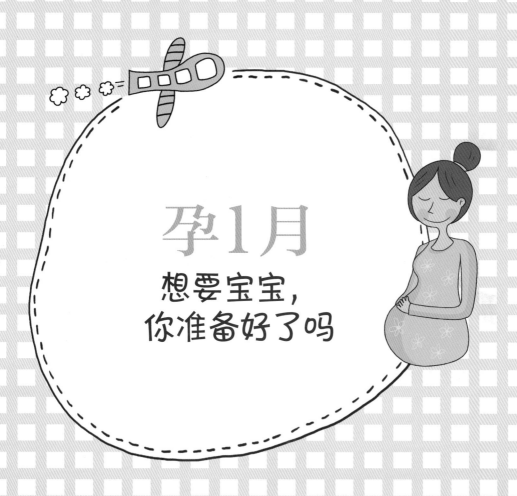

孕1月
想要宝宝，你准备好了吗

孕1周
身体最佳状态才是怀孕的好时间

女性体态变化

如果整个孕期是从末次月经第一天算起的话，这一周，女性往往经历着和往常一样的月经从开始到结束的时间。这个时候只是一个准备时期，胎宝宝还没有真正意义上的进入母亲的体内，大部分没有计划要宝宝的女性还和平时一样，身体没一点儿感觉。

也许，有计划要宝宝的女性会在心理上有一些变化，比如会欣喜、紧张之类的。但是精神太紧张，可能也会导致无法顺利受孕，所以，此时的你一定要放松自己的心情，不要因刻意追求怀孕而给自己增添心理压力。

精子和卵子的发育状况

此时的胎儿并不存在，胎儿还是以精子和卵子的状态分别存在于你和伴侣的体内。此时，卵子还处于发育当中，等待着发育成熟后，冲出卵巢与精子相会，从而创造出一个新的小生命。

女性孕前检查非常重要

为了生一个健康的宝宝，夫妻双方都应该在备孕的阶段进行全面的身体检查，这不光是对自己负责，也是对宝宝的未来负责。

建议备孕的女性和丈夫在备孕前半年至3个月就要进行全面的身体检查，那么，女性在孕前需要做哪些检查呢？

孕前常规妇科检查

女性在孕前做常规妇科检查，可以判断自身是否患有妇科病，并进行必要的治疗。如孕妇患有由念珠菌、衣原体、B族链球菌感染引起的阴道炎症，在妊娠期可能会导致胎膜早破、早产，分娩时会感染胎儿。因此，孕前需做常规的妇科检查。如患有性传播疾病，需要正规且彻底地治疗，然后再怀孕，否则会引起流产、早产等危险。

常规妇科检查包括：生殖器官肉眼所见是否正常，阴道分泌物常规检查，明确有无滴虫、霉菌等阴道炎症，如果怀疑有淋病，需要进一步进行淋球菌、衣原体等性传播性疾病的相关检查。对于1年内未做过宫颈细胞学检查（TCT）的女性，需要进行（TCT）检查，以排除宫颈病变。

孕前家族遗传性疾病检查

家族遗传性疾病包括智力障碍、血友病、肌肉萎缩症等。以肌肉萎缩症来说，这是一个遗传性问题，通常只传给男性。所以，家族中若有此种遗传基因时，女性则应在尚未怀孕前，尽早查出是否是该基因携带者。

孕前肾脏疾病检查

女性患有严重的肾脏疾病也不宜妊娠，一旦妊娠就难免会得妊娠肾病综合征，不仅对胎儿影响严重，还会危及孕妇生命。症状较轻且肾功能正常者，经医生允许可以妊娠，但要经过合理治疗，并且在妊娠后也应警惕妊娠高血压疾病的发生。患有肾结石也会在怀孕时期造成问题，因为肾结石会引起疼痛，让孕妇无法分辨到底是肾结石引起的疼痛，还是其他问题造成的。另外，肾结石也会使孕妇罹患泌尿道感染及肾盂肾炎的机会增加。而患过膀胱炎的女性，一定要治愈后才能妊娠。膀胱炎可以发展成肾盂肾炎，膀胱炎的症状有尿频、尿不尽及尿痛等。

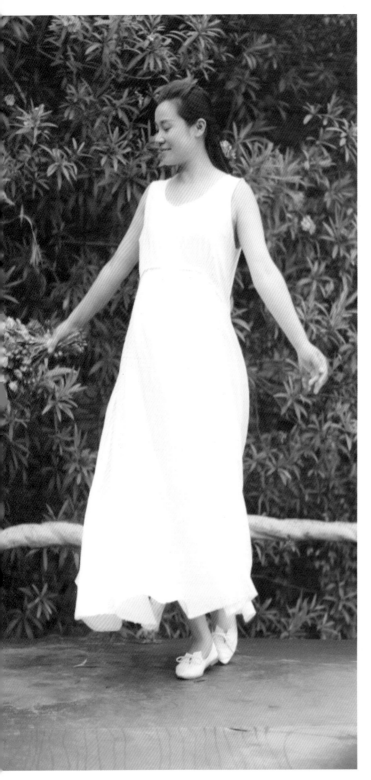

孕前糖尿病检查

糖尿病在怀孕期间会对胎儿造成非常严重的影响。过去，患有糖尿病的女性不容易怀孕；现在，在良好的控制之下，患有糖尿病的女性一样可以产下健康的宝宝。但患有糖尿病的孕妇若血糖控制不好，发生流产及胎儿畸形的概率较大。如果患糖尿病的女性想怀孕，一定要在尚未怀孕前，就将血糖控制在正常范围之内，以降低胎儿的畸形率。孕后要加强产前检查和自我保健，饮食控制更应严格些，并要有医生的指导。因此，如果有家族糖尿病史，或者怀疑自己患有糖尿病，最好能在怀孕之前先彻底检查，这样就能减少流产以及产生其他问题的机会。

孕前心脏疾病检查

心脏功能不正常会造成血运障碍，引起胎盘血管异常，导致流产、早产，产妇的身体和生命都会受到威胁，所以，所有的心脏病患者必须经医生同意后，方可

妊娠。有些心脏病患者还需要应用一些药物，甚至必须在医院住院接受治疗和监督，不可大意，整个孕期应取得医生的指导。

孕前血液检查

贫血：严重贫血，不仅使孕妇妊娠痛苦，而且影响胎儿的发育，不利于产后恢复。在妊娠前如发现有贫血，首先要查明原因，确定属于哪一种原因引起的贫血，然后进行治疗，待贫血基本纠正后，才可妊娠。

地中海型贫血：地中海型贫血是一种隐性遗传的血液疾病，又称"海洋性贫血"。一般来说，夫妻双方只有一方带有地中海型贫血的基因，则胎儿不会有严重或致命的后果。然而，若双方都带有隐性贫血的基因，则胎儿会出现三种情况：胎儿有1/4的概率可能得严重或致命的贫血；1/2的概率和双亲一样带有基因，但不至于致命或严重影响健康；1/4的概率可能完全正常。因此，孕前检查时，医生都会对孕妈妈进行地中海型贫血的筛检。如果夫妻不幸同时带有同型地中海贫血的基因，则孕妈妈在受孕后须接受绒毛采检、羊膜穿刺或抽胎儿脐带血等检验，来分析胎儿的基因。若证实胎儿有重度地中海型贫血，最好施行人工流产，终止妊娠。因为有可能胎死腹中，也可能到怀孕末期发生胎儿水肿，出生不久即死亡，即使能勉强存活下来，将来也需要长期输血或接受骨髓移植。反之，如果检查的结果表明胎儿的基因正常或属于轻度的地中海型贫血，则可以安心地继续怀孕。

血型检查：大家通常知道，如果输血时血型不合，两种血型就会在体内"战斗"而造成严重后果，所以在输血前必须做血型鉴定。同样，如果孕妇与胎儿的血型不合，孕妇体内的抗体通过胎盘进入胎儿的身体，从而使"战场"转移到胎儿的身体里，引起新生儿溶血病。

一项统计显示，在所有分娩中，有20%～30%的概率会出现母婴血型不合，即这些孕妇分娩出的孩子都有可能患上新生儿溶血病。与此形成对比的是，只有不到一成的夫妻会到医院做产前血型血清学检查，来使孩子远离溶血病。

新生儿溶血病是由于夫妻血型不合造成的，夫妻血型不合现象很普遍，所以新生儿溶血也很常见，其中以母亲O型、父亲AB型婴儿最易发病。

孕前口腔检查

女性怀孕后，由于内分泌的原因，牙周容易发炎，若孕前患有牙周炎，则容

易雪上加霜，加重病情，不仅影响怀孕女性的身体健康，更会殃及胎儿的发育。研究证明，众多的牙周致病菌可进入血液循环，播散全身，并有可能通过血流进入胎盘，影响胎儿的生长发育，甚至发生早产，临床上也有因牙龈出血过多引起胎儿发育异常的报告。因此，女性怀孕前应进行口腔检查，及早治疗，注意口腔卫生。

TIPS

女性在进行孕前检查时，如果已经安排使用X光检查及其他放射性检查，一定要在检查之前确认没有怀孕。这些检查包括照X光、电脑断层扫描及核磁共振造影等，可以将这些检查安排在经期过后立刻做，就可以不必担心怀孕了。如果必须接受一连串的这类检查，那么最好推迟半年后怀孕。

男性要做的检查有哪些

孕前检查非常重要，但人们往往有一个误区，只检查女性而忽略了男性。其实，宝宝是两个人的结晶，胎儿出现异常情况，不见得都是妻子的问题，有的也有丈夫本身的原因。以地中海型贫血来说，只有在夫妻二人都是同型基因携带者的时候，才会危及胎儿。如果医生只检查妻子而没有检查丈夫的话，只能算是一种"不完全检查"。而对于男性专项精液检查、泌尿生殖系统检查等都是孕前必不可少的检查，对优生的影响一样重要。男性孕前检查的项目有以下几种：

精液检查

于准爸爸而言，精子的数量和质量是优生的关键因素，精子被称为优生之本。因此，准爸爸孕前检查最重要的一项就是精液检查，一般通过精液的颜色、液化情况、活力、畸形率等方面的检查，了解精子的质量和数量。

男性在采集精液前5～7天内必须停止性生活，并且不得有手淫、梦遗等情况，还应禁烟戒酒，忌服对生精功能有影响的药物等。采取精液时间以早晨和上午最好，需要在医院留取。最好在取后1小时内送到实验室。

泌尿生殖系统检查

男性泌尿生殖系统疾病对下一代的健康影响非常大，因此，对这个隐私部位的检查必不可少。准爸爸还可向父母咨询自己小时候是否患过腮腺炎，是否有过隐睾、睾丸外伤和手术以及睾丸疼痛肿胀、鞘膜积液、斜疝、尿道流脓等情况，并将这些信息提供给医生。

传染性疾病、性病检查

如果准爸爸在近几年之内都没有做过任何的体检，那么孕前进行肝炎、梅毒、艾滋病等传染性疾病的检查也很有必要。

准爸爸在进行以上检查时一定要到正规医院进行专科检查。

除以上检查项目外，医生还会要求家族中生育过遗传性疾病患儿、先天性畸形儿、智力低下儿或有反复自然流产、死产史的准爸爸进行相应的染色体检查。因此，当医生在检查前对准爸爸详细询问以往的健康状况，曾患过何种疾病、如何治疗，家族病史、精神病、遗传病等情况时，准爸爸要详细回答，不要隐瞒。

轻松的心情最适合怀孕

我们知道情绪与我们的生理机制息息相关，愤怒时血压上升；恐惧时呼吸和脉搏加快，胃的活动会暂停，消化液也停止分泌，甚至发冷汗，汗腺分泌发生变化等。这种变化同样也会影响准备生育的夫妻。

一项新的研究表明，计划要宝宝的夫妻在受孕月份如有较大情绪波动，精神紧张、悲伤、忧愁、焦虑、抑郁、恐惧等会引发一系列生理反应。情绪激烈会使女性内分泌失调，代谢紊乱，从而影响卵泡的发育和排卵时间，甚至抑制排卵。准爸爸情绪剧烈波动，对精子的生成、成熟和活动能力都有影响，内分泌失调会改变精子的存活环境。严重时可能造成早泄、阳痿、不射精。

性生活时应精神愉快，心情舒畅，排除一切思虑忧郁和烦恼。清代唐千顷所著的《大生要旨》中指出："时和气爽之宵，自己情思清宁，精神闲裕""清心

寡欲之人和，则得子定然贤智无病而寿"，说明了受孕时良好心理状态与优生的密切关系。情绪的激烈变化极度疲劳势必导致气血逆乱，经络闭塞，脏腑功能紊乱，精气耗散，干扰精卵结合，影响受胎。

根据现代心理学和人生物钟理论，当人体处于良好的精神状态时，精力、体力、性功能都处于旺盛期，精子和卵子的质量也高，此时受精，易于着床受孕，胎儿素质也好，有利于优生。

所以，在计划怀孕前，夫妻双方关于何时要宝宝、怀孕期间以及宝宝出生以后如何安排好家庭生活都要达成共识，在这样的心理基础下受孕，最有利于家庭幸福，宝宝也才能有一个良好的成长空间。夫妻要在心情愉悦，没有忧郁和烦恼的状态下进行负有受孕使命的性生活。丈夫要重视并让妻子达到性高潮，它对于得到一个健康聪明的孩子至关重要。夫妻双方要以轻松愉快的心情求得性生活和谐美满。

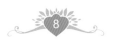

TIPS

备孕期间，夫妻双方要放松身心，多做有趣有益的活动，尽量减轻各种心理压力。丈夫多分担一些家务活，多做一些让妻子高兴的事情。精神不愉快时可暂避免受孕，待精神愉快时受孕为佳。

不得不补的叶酸，如何补更有效

科学家发现，胎儿神经管畸形的病因与缺乏叶酸密切相关。在怀孕头4周内，孕妇如果明显缺乏叶酸，就可能导致胎儿神经管异常，并最终导致严重后果，后果之一就是造成脊柱裂或无脑畸形儿，从而出现严重的功能障碍。

另外，若女性在怀孕前或怀孕头1～2个月内每天补充0.4毫克叶酸，可使胎儿发生兔唇和腭裂的概率降低25%～50%。若孕前至孕早期每天补充0.4毫克叶酸，有可能避免35.5%的先天性心脏病患儿出世。这充分说明妊娠期摄入叶酸的重要性。

因此，在孕早期，叶酸的补充不可忽视。胎儿的神经管形成的时间是在胎儿的第4周前后，如过了13周之后，孕妇再补充叶酸就没有多大意义了。然而，许多女性在此阶段并不知道自己缺乏叶酸，也不知道自己已经怀孕，这有可能错过补充叶酸的关键时期。因此，备孕的女性应该在孕前3个月就开始补充叶酸制剂，并一直持续到孕后3个月，并多食用富含叶酸的食物。

富含叶酸的绿色蔬菜有莴苣、菠菜、西红柿、胡萝卜、青菜、龙须菜、花椰菜、油菜、小白菜、扁豆、蘑菇等。

富含叶酸的动物食品有动物的肝脏、肾脏、禽肉及蛋类，如猪肝、鸡肉、牛肉、羊肉等。

富含叶酸的豆类、坚果类食品有黄豆、豆制品、核桃、腰果、栗子、杏仁、松子等。

富含叶酸的谷物类有大麦、米糠、小麦胚芽、糙米等。

富含叶酸的水果有樱桃、桃子、李、杏、杨梅、海棠、酸枣、石榴、葡萄、橘子、猕猴桃、草莓等，吃这些水果既可补充足够的叶酸，又可增进食欲。

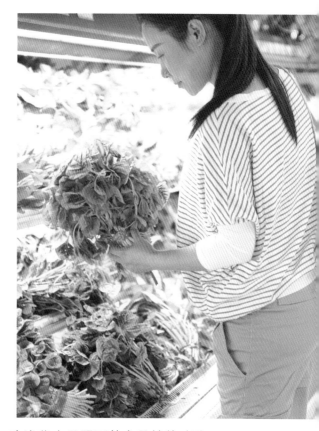

TIPS

孕妈妈每天需补充400微克叶酸才能满足胎宝宝的生长需要和自身需要。虽然含叶酸的食物很多，但由于叶酸遇光、遇热不稳定，容易失去活性，所以人体真正能从食物中获得的叶酸并不多，如蔬菜储藏2~3天后叶酸损失50%~70%；煲汤及蒸煮等烹饪方法会使食物中叶酸损失50%~95%；用盐水浸泡蔬菜也会使叶酸大量流失。

每周在线问答

Q 我今年32岁，3年前结婚，现备孕，但孕前检查却发现我患了子宫肌瘤。身边的亲人有的提议先怀孕，以后生产的时候选择剖宫产，连着肌瘤一起治疗，有的人却告诉我子宫肌瘤会随着胎儿长大，对母子都有影响。备孕却遇上了这个难题，我该怎么办呢？

A 患有子宫肌瘤的妇女，如果肿瘤不大，大多能正常妊娠和分娩。但是，患有子宫肌瘤的女性怀孕是比较危险的，会出现一系列的问题。

如在怀孕早期可能会造成流产；在怀孕过程中随着怀孕的进行而有变化，有些肌瘤位置会改变、有些大小会增加，有些肌瘤因怀孕后组织充血栓塞而导致腹痛、子宫收缩的现象。当肌瘤快速长大或出现变性时，会不利于胎儿的生长发育而导致流产；即便是到了分娩期，肌瘤可能导致分娩的困难；在怀孕期肌瘤受激素影响还可能会继续长大，出现变性、坏死，引起急性腹痛、发热等。因此，无论如何，在妊娠前应向医生咨询，如有必要，可以进行手术，彻底治愈后再怀孕。

提醒备孕期的女性一定要到医院进行孕前B超检查，以帮助了解子宫、卵巢、输卵管的情况，并发现子宫肌瘤、附件肿物、子宫畸形等，根据情况决定是否需要先治疗，再怀孕。

Q 婚后多年未孕，在家人的再三催促下，我去了医院进行了检查。医生告知我患了多囊卵巢综合征，很难怀孕。这是因为我比较胖的原因造成的吗？我还能不能怀孕了呢？

A 多囊卵巢综合征是以稀发排卵或无排卵、高雄激素或胰岛素抵抗、多囊卵巢为特征的内分泌紊乱的症候群。本病会出现青春期女性初潮后月经稀少或闭经、慢性无排卵、不孕、多毛、青春期后上身逐渐变胖及痤疮等症状。由此可见胖不是这种病造成的，但患有这种病的女性多会出现肥胖的问题。

这种病由于长期不排卵，患者很难怀孕，但临床上也有经过治疗后怀孕的例子。增加运动量以减轻体重是治疗本病的关键。患者需坚持不懈地到医院进行正规系统的治疗以增加受孕概率。

孕2周

抓住你的排卵期

结束月经后的第一周，子宫内膜开始增厚，犹如肥沃的土壤，为养育胎宝宝做好充分的准备。孕妈自身还没有感觉，但体内却在进行着一场变革。在怀孕十个月之内，你腹中的胎儿，从重量不到1毫克，直径仅为135微米～140微米的受精卵，会变为重量3000克左右，长约50厘米的胎儿，将增长10亿倍。

本周卵巢内的一枚卵子会发育成熟，在激素的作用下从孵泡中释放出来，并沿着输卵管下行，开始前往与精子相会的旅程。在卵子排出的同时，一个称为黄体的小囊样的结构在卵巢上形成并帮助提供有利于受孕的激素。如果在此时恰好遇到精子，那么这将是发生奇迹的一周。因为精子与卵子相遇了，一个新的生命由此开始。从一个卵子受精成为受精卵，再从一个受精卵分裂成细胞团，只需要3天时间。之后，这个叫作胚囊的细胞团会到达子宫，寻找一个地方着床。

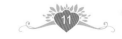

准确把握住排卵信号

精子、卵子都有旺盛期和衰弱期。卵子正常生命的最佳时期是在排卵后12小时以内。12小时以后，就会变形、衰老、质量下降。精子进入女性体内，也只能成活48小时。为了使精子、卵子都在最佳生命时期结合，就要准确把握住排卵信号，在排卵期受孕，使精子能在很短时间内与卵子结合，从而孕育出优质胎儿。

排卵信号一：月经周期中间小腹坠痛及乳房胀痛

排卵一般发生在一个月经周期中的某一天。月经周期比较规律的女性，一般在下次月经来潮前的14天左右。从下次月经来潮的第一天算起，倒数14天或减去14天就是排卵日，排卵日的前5天和后4天，连同排卵日在内共10天称为排卵期。在排卵前3天和排卵后1天卵子受精能力较强，故在排卵期的前后几天里性交容易受孕。身体较敏感的女性，通常会在这几天有小腹坠痛及乳房胀痛感。

排卵信号二：唾液呈"羊齿状"

每天早晨用舌尖将一滴唾液滴到避孕镜镜片上，风干或在灯下烤干。如果看到"羊齿状"图像即为排卵日，只有在排卵期才会出现这样典型的图像。这种检测方法操作起来简单、方便，很容易掌握，并且测试结果准确、迅速，是把握最佳受孕的好助手。

排卵信号三：排卵试纸由强转弱

我们根据排卵试纸的原理来找出最适合检测排卵的方法，那就是在月经结束的1周左右，每天使用排卵试纸检测1次，如果发现排卵试纸显示强阳且逐渐增强，就要加强检测的频率，最好能够每4小时测一次。如果对比试纸发现，排卵试纸开始减弱，并且迅速转弱了，那说明即将排卵了。排卵试纸转弱后的24~48小时一般就是排卵的时间范围，此时进行性生活比较容易受孕。

排卵信号四：基础体温最低点

基础体温是人体在较长时间的睡眠后醒来，尚未进行任何活动（如说话、进食或起床等）之前所测量到的口腔体温。一日当中，清晨醒来时是测量基础体温的最佳时机。

正常女性的基础体温与月经周期一样，呈周期性变化，这种体温变化与排卵有关。一般来说，排卵前基础体温较低，波动在36.2℃～36.6℃；排卵时是基础体温的最低点；排卵后基础体温升高，上升0.3℃～0.5℃，一直持续到下次月经来潮前开始下降。正常女性的基础体温急剧下降的一天就是排卵日。如果女性在此次排卵后怀孕，则基础体温持续保持高温。

排卵信号五：宫颈黏液增多，外阴部有湿润感

女性通常在月经刚过后阴道分泌物很少，并且浓浊、黏性大。到了月经中间即排卵前1～2天，雌激素进一步增加，宫颈黏液含水量增多，阴道分泌物变得像鸡蛋清一样清澈、透明，外阴部有湿润感，用手指尖触摸能拉出很长的丝。出现这样的信号就表明马上要排卵了，一般持续3～5天。此时安排性生活易于受孕。

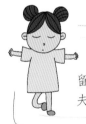

准备要宝宝的夫妻，在排卵日之前二人要保持良好的状态。注意留心最易受孕期，特别是排卵日这一天，是最佳受孕的"黄金日"。夫妻二人最好从排卵期的第一天开始，每隔一两天性交一次。

几种成功受孕的决定因素

决定因素一：在排卵期前后进行性生活

女性的受孕时期要选在排卵期，如果错过这几天，就不会受孕。

决定因素二：在最佳时刻进行性生活

人体的生理现象和机能状态在一天24小时内是不断变化的，早7～12时，人的身体机能状态呈上升趋势；下午1～2时，是白天里人体机能的最低时刻；下午5

时再度上升，晚11时后又急剧下降，普遍认为晚9~10时进行性生活是受孕的最佳时刻。

决定因素三：性生活频率

环境健康科学家研究发现：性交次数越多，受孕的概率越大。但并不是说每日性生活，会使怀孕的可能性增至最大。实际上隔日性生活，怀孕的概率为22%，而每日性生活，仅将这个数目增至25%。但是，如果间隔时间过长，如每周一次，怀孕的概率就会降至10%。因此，在最佳受孕时段内，隔日一次性生活应是既科学又容易实现的最佳频率。

决定因素四：性生活体位

为了受孕而寻找容易受孕的性生活体位，采取最佳受孕姿势促使精子顺利进入子宫。

男上女下体位对孕育最有利，这种姿势使阴茎插入最深，因此能使精子比较接近子宫颈。要加强效果，女性可以用枕头把臀部抬高，这样更有利于精液到达宫颈口。

后插入体位也可以使精子更接近子宫颈，有助于受孕。

对于肥胖和背痛者可以采用侧卧体位，男性与女性并排侧卧从后面插入，这种姿势最放松，既能提升快感，又有助于受孕。

TIPS

性生活时，丈夫要给予妻子充分温柔的爱抚，待到妻子阴道充血、湿润，主动有性交的强烈要求时，才进行交合。如此充分的准备可使妻子的阴道酸性环境减弱，从而适合于精子的运动，又使双方得到满足，处于心理最佳受孕状态。

射精后，妻子的臀部可适当垫高10厘米，并保持平卧至少1小时，这样有利于保持精液的浓度，有利于受孕。

黄体酮是与受孕密切相关的孕激素

孕酮又被称为黄体酮，是由卵巢黄体分泌的一种天然孕激素，是与受孕密切相关的孕激素。黄体酮对于女性来说有很大的作用，在女性的健康生活中起到至关重要的作用的，生育与胚胎发展都跟黄体酮有关，黄体酮会直接影响女性的孕期生活。

首先，在排卵后，黄体酮能够促进子宫黏膜内腺体生长，使子宫内膜增厚，为迎接受精卵的着床做好准备。

其次，当受精卵着床后，黄体酮能够使子宫产生胎盘，并抑制宫缩，保证胚胎有较"安全"的环境，在孕期保护胎儿安全生长。

再次，正常妊娠时，黄体酮增多，可以防止胚胎被母体排斥而维持妊娠。如孕酮不足，胚胎如同异物，被母体排斥而流产。

另外，黄体酮在与雌激素共同作用下，还有促使乳房充分发育，抑制排卵，促使钠离子和氯离子的排泄并利尿，以及轻度升高体温作用。这也是早孕的女性为什么会突然变得尿频以及保持较高体温的原因。

TIPS

一般来说，怀孕4个月后子宫内会生成胎盘，胎盘会自动分泌孕酮，如果是由于黄体功能不全而导致分泌的孕酮量不足，可以采取补充孕酮来预防先兆流产，直到母体可自然分泌孕酮为止。但首先必须弄清楚是否缺乏黄体酮，因为在孕早期使用大量的黄体酮，会使胎儿脊柱、肛门、四肢等部位发生畸形的危险性增加8倍。

每周在线问答

听说叶酸要提前补，可是我还没来得及补叶酸就怀孕了，怎么办？

如果孕妈妈本身并不缺叶酸，日常饮食已经足够满足孕期的叶酸需求量，那就没什么关系。但对于体内缺乏叶酸的孕妈妈来说，最好从孕前就开始补充叶酸，怀孕后才开始补充可能为时已晚，因为胎儿的神经管闭合发育在孕早期，也就是胚胎发育的3～4周，而这时一般孕妈妈还不知道自己已经怀孕了。这种后知后觉会让孕妈妈错过胎儿神经管发育的最关键时期。为了更好地保证胎儿的正常发育，通常妇产科医生会建议孕妈妈在孕前3个月开始服用叶酸。

对此不放心的孕妈妈，可以去咨询专业的孕产医生或营养医生。

我前两次怀孕都在孕早期流产了，当时也没有什么明显的原因。现在我准备再次备孕，需要注意些什么呢？

如果怀孕后，都不明原因地在孕早期发生流产，有可能是习惯性流产。准备再次怀孕的夫妻双方都应先到医院做一些详细检查，如全身性疾病检查、染色体检查、妇科检查、精液检查以及卵巢功能测定、血型是否相合等。一旦查明原因，就要采取针对性措施治疗，避免怀孕后再次发生流产。

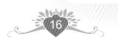

孕3周
精子与卵子开启神奇之旅

这一周里，孕妈妈自己还不能感受到身体的变化，乳房不会增大，体形没有变化，暂未出现恶心呕吐等早孕反应，很少有人能意识到自己已经妊娠了。但是，此时你的体内正在发生着一个翻天覆地的变化呢，一个人就要变成两个人啦！如果你一直坚持测量基础体温的话，会发现此时基础体温持续升高。也有少部分人在受精卵着床时可见白带中带血丝或点状出血。

卵子在输卵管中的寿命仅12～36小时，精子处在良好的宫颈黏液环境中能存活3～5天，但是受孕通常只能发生在性交后的24小时。所以，在本周，有一个跑得最快的精子已经甩开其他竞争对手和卵子结合在一起，形成了受精卵。

受孕发生在排卵后的24小时

精子和卵子结合叫受孕或受精。性交时，男方将精液射入女方的阴道内，精子依靠尾部摆动向子宫游动，然后再进入输卵管。正常男性每次射入女性阴道的精液中含有约2亿个精子，但极大部分精子在阴道酸性环境中失去活力或死亡，最后到达受精部位的精子只有几百个。精子从阴道到输卵管的时间一般为1~1.5小时，也有快的仅数分钟。

人的卵细胞缺乏主动活动能力，完全依靠输卵管的运动而被运输。当成熟的卵泡排出卵子时，常常落在腹腔内输卵管伞附近。借助于输卵管伞端上皮细胞纤毛的运动和腹腔液体的流动，使卵子与其周围的颗粒细胞被吸入输卵管。卵细胞从卵巢排出后，需8~10分钟即可吸入输卵管并运送到壶腹部。如果卵子在排出24小时内遇到有受精能力的精子，就可能在此受精，成为受精卵。

受精卵在输卵管内一边发育一边逐渐向子宫腔移动，在受精后7~8天，即可到达子宫腔植入到子宫内膜里，并不断地吸取营养逐渐发育为成熟的胎儿。

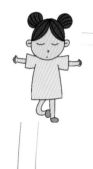

受孕是一个复杂的生理过程，必须具备以下条件：
1.卵巢排出正常的卵子。
2.精液正常，并含有正常的精子。
3.卵子和精子能够在输卵管内相遇并结合成为受精卵。
4.受精卵顺利地被输送进入子宫腔。
5.子宫内膜已充分准备适合于受精卵着床。

需要注意的腹痛、腹胀

孕早期的腹痛、腹胀多因子宫短期内快速增大需要大量血液供应，盆腔内处于充血状态，使孕妈妈有如月经期的坠胀疼痛感以及拉扯疼痛的感觉。另外，孕早期受精卵着床时也会出现类似痛经的感觉，偶尔还会有阴道少量出血。如果这些腹痛大多偶发、轻微、持续时间少于30秒，没有其他伴随症状，则属于孕早期

的正常生理现象，是由于怀孕所引起的。

但如果在孕早期出现腹痛，特别是下腹部持续性、有规律的疼痛，则孕妈妈应想到是否是妊娠并发症。常见的早期妊娠并发症有先兆流产和宫外孕两种。

另外，在孕期可能会出现一些与怀孕无直接关系的疾病，也可引起孕妈妈腹痛，如腹泻、肠梗阻、阑尾炎、胆石症等。因为孕期出现腹痛比较常见，这些非妊娠原因导致的腹痛常常容易被孕妈妈忽视。

孕期出现腹痛、腹胀的感觉，孕妈妈可以稍做休息一下，或坐或躺半小时以上，变换一下体位，如果疼痛减轻或消失，则属于正常生理现象，不必太过担心。如果这样还不能止住腹痛、腹胀的感觉，则要及早到医院就医检查，以免延误病情。

TIPS

妊娠期如果出现明显的腹痛，持续性或规律性，尤其伴有其他症状，如发热、阴道流血、恶心、呕吐等，往往提示异常，甚至是母儿危险的征兆，需提高警惕，如自己不能判断，则应尽早就医，以作鉴别。

继续服用叶酸

研究报告已经证实，叶酸可预防胎儿神经管缺损。特别是在受孕后的第18～26天，是胎儿神经管形成的主要时期。孕期叶酸缺乏，容易造成小儿出生缺陷，如无脑儿和脊柱裂等神经管畸形。研究结果表明，孕前及孕期补充叶酸可使神经管畸形的发生率降低至少一半。

由于饮食习惯的影响，我国约有30%的育龄女性缺乏叶酸，北方农村女性更为严重。因此，为了提高人口素质，普遍提倡在计划怀孕前3个月就开始补充叶酸，每天400微克，直至怀孕后3个月。如果此前没有服用叶酸，孕妈妈也不用太着急，从本周开始服用，依然有效。

另外，叶酸除了对孕早期预防小儿出生缺陷有作用之外，对于孕妇本身以及整个孕期也有很好的作用。孕妇缺乏叶酸可能会腹泻、没有胃口、体重减轻，也

常见食物含叶酸列表

食物名称 (100克)	叶酸含量 (微克)	食物名称 (100克)	叶酸含量 (微克)
鸡肝	1172.2	核桃	102.6
猪肝	425.1	蒜苗	90.9
黄豆	181.1	菠菜	87.9
鸭蛋	125.4	鸡蛋	70.7
花生	107.5	豌豆	82.6

可能出现虚弱、嗓子疼、头疼、心跳加快和易怒等情况。到了孕中期、孕晚期，除了胎儿生长发育外，母体的血容量、乳房、胎盘的发育使得孕妇对叶酸的需要量大增。如叶酸不足，孕妇易发生胎盘早剥、妊娠高血压疾病，巨幼红细胞性贫血等；胎儿易发生宫内发育迟缓，早产和出生低体重，而且这样的胎儿出生后生长发育和智力发育都会受到影响。所以孕妇经常补充叶酸，可防止新生儿体重过轻、早产以及婴儿腭裂等先天性畸形。

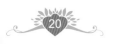

孕妈妈在选择叶酸制剂时需要注意，如果你不是需要过多补充叶酸的人群，你服用的叶酸片中的含量应该是0.4毫克/片。在选择购买时一定要认真看好说明书，根据不同情况进行选择，或咨询医生。

孕初用药常识

孕妈妈用药后，多数药物能通过胎盘进入胎儿体内。孕早期胎儿各器官尚未发育健全，功能还不完善或者没有功能，不能很好地对药物进行分解代谢，药物及其代谢产物容易在体内蓄积，引起中毒，胎儿往往招架不住某些药物的"打击"，甚至影响各个器官的发育，导致畸形。因此，这一时期孕妈妈用药要特别小心，如果必须用药，一定要在医生指导下，选择对胎儿没有影响的药物。孕期用药对胚胎、胎儿可能产生的损害包括：流产、大小结构上的异常、生长发育迟缓、视听缺陷及行为异常。

致畸药物大盘点

种类	名称	胎儿致畸表现
抗生素	四环素、土霉素、链霉素、庆大霉素、新霉素	耳聋、神经系统障碍、影响骨骼发育
性激素类	孕激素制剂、雌激素类、醋酸氯烃甲烯孕酮	可致多器官畸形
抗甲状腺药	抗甲状腺药（硫脲嘧啶、甲硫脲嘧啶、丙硫脲嘧啶）及碘制剂	胎儿甲状腺功能减退、智力发育迟缓、骨骼发育缓慢、克汀病
抗癫痫及镇静药	苯妥英、巴比妥	增加致畸率及智力低下
糖尿病治疗药物	磺酰脲类（如甲苯磺丁脲、氯磺丙脲等）	胎儿内脏畸形、并指、耳和外耳道畸形、右位心等
抗癌药物	抗代谢类药物（如环磷酰胺、氟尿嘧啶、甲氨蝶呤等）及其他	孕早期服用可引发流产、胎儿宫内死亡或先天畸形，孕中期、孕晚期服用抗癌药物，致畸危险性相对减少，但早产和死胎发生的可能性增加

TIPS

有的孕妈妈认为中成药不会对胎儿造成伤害。这是不对的，因为一些中成药毒性也很大，也会导致胎儿畸形、流产或胎死腹中。所以，孕妈在用药前一定要谨慎，需咨询医生，不能自行服药。

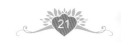

胎儿性别确定在受孕的那一刻

我们的身体是由亿万个细胞组成的。在每个细胞中，有23对染色体（人的遗传因子），其中22对普通染色体，叫做常染色体，是管理人体除性别以外全部生命活动和性状的密电码，剩下的1对染色体叫做性染色体，决定着人的性别。

性染色体有两种，一种叫X染色体，另一种叫Y染色体。男性的染色体是由一条X和一条Y组成的配对，而女性的染色体是由两条完全相同的X组成的配对。

含有性染色体的精细胞和卵细胞，在成熟发育过程中都要经过二次减数分裂，使精子和卵子的染色体数目减半，由原来的46条减为23条染色体。由于精细胞的染色体为XY型，经过减数分裂后，则形成形态、个性各不同的两类精子，一类含有X型染色体，称为X型精子；另一类含有Y型染色体，称为Y型精子。当精子与卵子相遇受精时，如果是X型精子和卵子结合，它们的性染色体就成为XX配对，自然就形成了女胎；如果是Y型精子和卵子结合，它们的性染色体就成为XY配对，也就形成了男胎。由此看出，人类性别的主宰者是精子，发育成男胎还是女胎取决于与卵子结合的是X型精子还是Y型精子，胎儿的性别是在精子与卵子结合受精的那一刻就决定了。

除非是为了避免一些遗传性疾病的发生之外，国内是不允许进行胎儿性别鉴定的。一般来说，怀孕后科学检测胎儿性别的几种方法有以下几种：

1.在妊娠4±个月，经下腹部从子宫内抽取少量羊水可检测出胎儿性别。

2.怀孕70天左右，经阴道从子宫取少许绒毛组织可检测出胎儿性别。

3.怀孕8周左右，从孕妇的血液中可检测出胎儿的性别。

4.B型超声波不但可以检查出胎儿性别，还可以看出胎儿是否患有畸形，同时还可以检查出是否为双胞胎、多胞胎、葡萄胎和宫外孕等。

每周在线问答

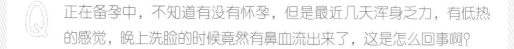

Q 正在备孕中，不知道有没有怀孕，但是最近几天浑身乏力，有低热的感觉，晚上洗脸的时候竟然有鼻血流出来了，这是怎么回事啊？

A 这种情况最好到医院产科进行验孕，以确定是否怀孕。一般来说，怀孕后的女性因体内大量分泌孕激素会导致鼻黏膜的充血和出血，以及持续低热与乏力的状态。鼻出血情况不严重的话，孕妈妈可将经鼻后孔流入口中的血液吐出来，用食指和拇指将鼻翼捏住数分钟，压迫出血区，同时用冷水袋或湿毛巾敷在前额或后颈部，使血管收缩减少出血。如果出现较严重的出血，在做完上述止血程序后应及时去医院检查。但不可随意使用滴鼻液和抗过敏药。

Q 下一次月经期还没到，但是我和老公在排卵期同房了，我想早点儿知道是否怀孕了，有什么方法吗？

A 同房后的10天左右可以去医院进行HCG早孕检查，以便确认是否怀孕。HCG检查是指人绒毛膜促性腺激素，女性受孕后，从受精日第9~11天起即可测出血液中 β-HCG升高。这种检测比用早孕试纸检测的时间更早，也更准确。

孕 **4** 周
进入子宫，受精卵着床成功

受精卵着床后，孕妈妈的子宫内膜会因为人体绒毛膜促性腺激素（HCG）的作用而迅速增厚，并且有大量的血管增生。此时的子宫内膜称为蜕膜，它像一个宽厚而柔软的床，为胚胎的生长发育提供营养做好充分的准备。

当然，孕妈妈在这一周里还不会有特别的感觉。乳房不会增大，体形也没有变化，更不会有晨起不适的恶心现象，然而这一切将会陆续出现。但是，由于体内激素的升高，有些敏感的孕妈妈，可能会感到比平时疲倦些，或者下腹部有些胀闷的感觉。

胎宝宝发育状况

在上周形成的受精卵在输卵管中结合后行进3～4天到达子宫腔，在这个过程中，又由1个细胞分裂成多个细胞，并成为一个总体积不变的实心细胞团，称为桑胚体。桑胚体在子宫腔内自由地停留3天左右，等待子宫内膜准备好了，便在那里找个合适的地方埋进去，这就叫做着床。所以，在本周你的胎宝宝已经在你的子宫内安家啦！真正成为孕妈妈身体的一部分。胚泡这时候称作胚芽，它在子宫中就像苹果的种子一样，只有0.36毫米～1毫米长。

别把孕早期的不适误当成感冒

HCG的分泌从多个方面表现出其能力，让胚胎获得最大可能的保护。怀孕后孕妈妈各种不适，如孕早期疲倦感、口味改变、嗅觉改变、乳房胀痛、腹部不适、尿频等症状也都是由这种激素引起的。

对于这些早期症状，如果孕妈妈误把各种不适当成感冒或者肠胃炎的症状，擅自用药是很危险的，对腹中的胚胎会带来严重的威胁，甚至导致畸形或者流产。所以，未做避孕的孕妈妈，一旦出现这些类似早孕的不适后，应第一时间想到自己是否怀孕了，不要着急用药。

判断早孕的几种方法

乳房变化	乳房发胀、乳头触痛，这是怀孕后乳房在卵巢雌激素和孕激素的作用下所发生的最早表现，但不是非常可靠
月经过期	如果月经过期10天以上，应当考虑怀孕
呕吐、恶心、食欲异常	要是月经过期未来，并且在清晨或空腹时经常出现恶心、泛吐清水等症状，那是早孕更重要的判断依据。除此之外，还可能伴有胃口不好，甚至食欲异常等情况
小腹发胀	在怀孕的前两个月里，由于子宫的增大，常会有小腹发胀的感觉
疲倦	怀孕后人特别容易疲倦，可能一整天都想睡觉
阴道分泌物增多	阴道分泌物增多，且颜色加深，使你不得不垫上卫生巾或护垫才舒服
尿频	如果月经过期不来，排尿不痛却经常有尿意，而排出来的尿液清澈透明，怀孕的可能性也很大

备孕女性正常的基础体温呈双向曲线，即排卵前较低，排卵后升高。在怀孕后，除了上面所说的身体信号，女性的身体会出现基础体温居高不下的现象，这种现象将持续整个孕期。

孕早期的饮食宜忌

孕早期胚胎刚刚形成，孕妇的饮食量略有增加或持平即可维持日常需求，但营养应丰富全面，饮食结构要合理，膳食中应该含有人体所需要的全部营养物质，主要包括蛋白质、脂肪、碳水化合物、水、各种维生素和必需的矿物质、膳食纤维等40多种营养素。

蛋白质对于胎儿大脑的迅速发育起着决定性的作用，稍有欠缺即可能造成终生的智能障碍。充足的优质蛋白质，可以保证受精卵的正常发育。此时可多吃鱼类、蛋类、乳类、肉类和豆制品等食物。

要适量增加热能的摄入量，热能主要来源于脂肪和碳水化合物。每天应摄入150克以上碳水化合物。如果受孕前后碳水化合物和脂肪摄入不足，孕妈妈会一直处在饥饿状态，就可能导致胎儿大脑发育异常。碳水化合物主要来源于蔗糖、面粉、大米、玉米、红薯、土豆、山药等粮食作物。脂肪可来自于植物油和动物脂肪。

维生素对保证早期胚胎器官的形成发育有重要作用。此时孕妈妈要多摄入维生素C、B族维生素等，尤其要多摄入叶酸。叶酸普遍存在于有叶蔬菜、柑橘、香蕉、动物肝脏、牛肉中。

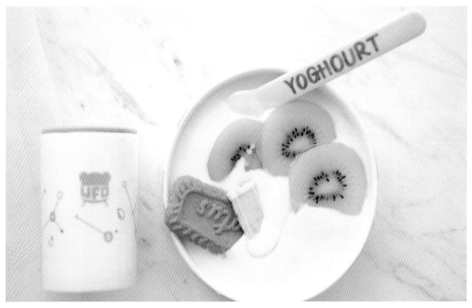

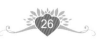

锌、钙、磷、铜等矿物质对早期胚胎器官的形成发育有重要作用。富含锌、钙、磷、铜的食物有乳类、肉类、蛋类、花生、核桃、海带、木耳、芝麻等。

孕早期是胎宝宝中枢神经系统发育的关系期，因此也是致畸敏感期，日常生活中要多注意，尽量避免食用致畸食物。孕期容易使胎宝宝致畸的食物有以下几种：

1.受污染的食物。被蓄积性较强的农药污染的食物一旦进入机体，毒物就会在孕妈妈体内蓄积，经血液循环进入胎盘导致胎宝宝中毒，从而引起流产、畸胎、死胎等。

2.有些鱼类容易受汞的污染，如剑鱼、金枪鱼等，每周食用不要超过一次，以免汞过量，伤害胎宝宝神经。

3.久存的土豆。放置时间越长的土豆，含龙葵碱越高，孕妈妈多吃久存的土豆，也可能导致胎宝宝畸形。

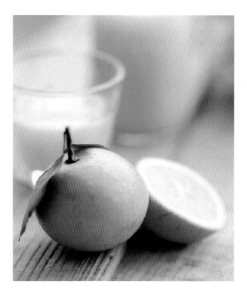

孕妈妈应养成良好的饮食习惯。定时用餐，三餐之间最好安排两次加餐，进食一些点心（饼干、坚果）、饮料（奶、酸奶、鲜榨果汁等）、蔬菜和水果，定量用餐，不挑食、偏食，少在外面就餐。

胎儿神经管发育的关键期

当精子与卵子结合形成受精卵时，生命的旅程开始。在以后的几天里，受精卵将沿着输卵管向子宫移动，同时迅速进行细胞分裂。当它着床后，不断分裂的细胞会依照预定的模式分为两组：一部分发育成胎儿，其他的则形成胎盘等组织。

从受精后第2周开始，宝宝将从一个中空的胚泡发育成一个圆盘状的胚盘。接下来，胚盘的三个胚层开始出现，日后它们将分别形成各种不同的器官：外胚层将形成皮肤和神经组织；内胚层将形成肝脏和肠道组织；中胚层将形成骨骼和肌肉组织。

自受精后第3周开始，胚盘将会卷曲形成圆柱形的胚体，同时头部与尾巴开始出现。到了第22天，管状的原始心脏开始跳动，同时，简单的血液细胞也开始在幼稚的血管中循环。

到了第4周，中枢神经管形成，这意味着原始的神经系统开始出现。在此之后，胎儿的头部将开始迅速发育，而神经管的上段将形成脑。在头部顶端，眼睛和耳朵的雏形开始浮现。

中枢神经管是胚胎发育成脑、脊髓、头颅背部和脊椎的部位。如果中枢神经管没能正常发育，在婴儿出生时，上述部位就可能出现缺陷。最常见的神经管缺陷有无脑儿、脑膨出和脑膜膨出、脊柱裂（隐性脊柱裂）、唇裂及腭裂等发育畸形等。

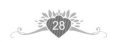

TIPS

神经管畸形的检测：由于脑脊膜暴露于羊水中，胎儿脑脊液中的甲胎蛋白渗入羊水，使孕妇羊水及血液中甲胎蛋白（AFP）浓度增高。通常在怀孕18～20周根据孕妇血中甲胎蛋白检测和B超检查筛查神经管缺陷。

每周在线问答

 Q 我是一位职场女性，在工作中经常使用电脑，听说电脑辐射对胎儿有危害，怎么才能避免呢？

 A 第一，要控制电脑使用的时间，尽量在不使用的时候离开它，不使用电脑的时候要把显示器、主机、键盘的电源统统关掉，这样辐射才能完全停止。

第二，在使用的过程中要尽量拉大与电脑的距离，身体不要紧贴近键盘，电脑后部辐射最大，尽量不要站在电脑的后部。

第三，用完电脑后要及时洗脸，以清除吸附在皮肤上的电磁颗粒，这样可降低70%的辐射危害。

第四，可以在电脑旁摆放一盆防辐射的仙人掌、水生植物等。

第五，还可以每天上午吃一个橘子或一瓣柚子，平时食用一些海藻食物，这样有防辐射的作用。

 Q 听说孕前期是胎儿致畸的敏感时期，如何预防呢？

 A 妊娠4周左右是胎儿致畸最高度的敏感期，孕55～60天以后，敏感性很快下降，因此，孕妇在此段时间注意预防病毒感染显得尤为重要。另外，选择怀孕的时间最好避开在流感、风疹、麻疹、单纯疱疹等病毒感染性疾病流行的期间，以免病毒影响胎儿。

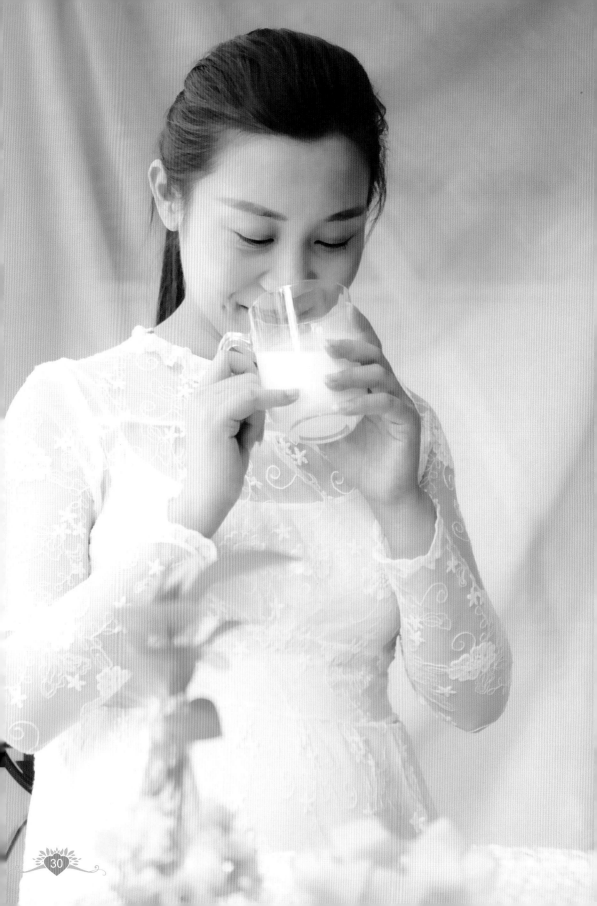

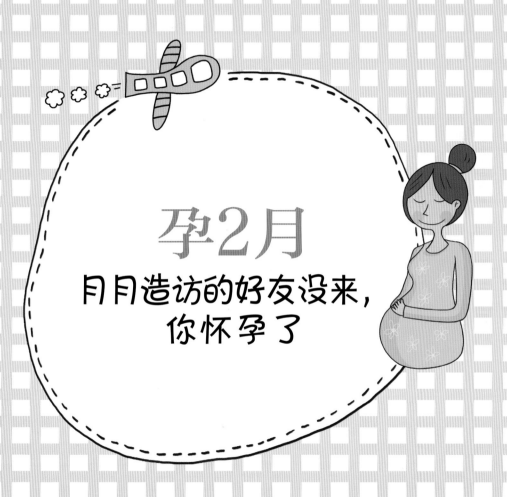

孕2月

月月造访的好友没来，你怀孕了

孕5周

早孕试纸带来的惊喜

孕妈妈体态变化

本周孕妇的体重和体形仍然没有明显的变化，但已经能够感到一些特别的症状，例如，个别人可能出现全身乏力、发烧、发冷等类似感冒的症状，或者早晨起来有恶心和呕吐的感觉。这时，孕妈妈的子宫慢慢增大、变软，乳房发胀，偶然有刺痛的感觉，照镜子的时候，会发现乳头和乳晕的颜色有些变深。

胎宝宝发育状况

胚胎现在像豌豆一样大小，主要器官如肾脏、肝脏等开始生长，连接脑和脊髓的神经管开始工作；开始形成肢体的幼芽，在胸的前部，可以看到一个大的膨出，那是胎宝宝的心脏，已经开始划分心室，开始有规律的跳动及供血。

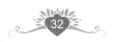

一道杠和两道杠的验孕棒

孕5周后期，因为月经没有如期到来，孕妈妈也许能意识到自己可能怀孕了。当怀疑自己怀孕的时候，可以先买来验孕棒自己先测一下，准确率可达到85%～98%以上。

验孕棒是早期检查怀孕与否的常用工具，其原理是通过检查尿液里的HCG含量来判断是否怀孕的。卵子受精成功后的第六天和第七天就开始产生HCG，而HCG真正开始大量分泌是在孕卵着床后，而孕卵着床至少需要9～11天。

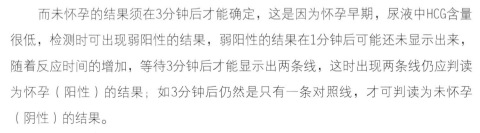

所以，使用验孕棒最早时间是排卵后的第6天，想比较准确的话就等到11天以后。

验孕棒测怀孕（阳性）的结果可以在1分钟后（最快30秒）判读，指的是检测时如1分钟后即清楚显示出两条线，则显示出是怀孕（阳性）的结果，不必再等到3分后再判读。

而未怀孕的结果须在3分钟后才能确定，这是因为怀孕早期，尿液中HCG含量很低，检测时可出现弱阳性的结果，弱阳性的结果在1分钟后可能还未显示出来，随着反应时间的增加，等待3分钟后才能显示出两条线，这时出现两条线仍应判读为怀孕（阳性）的结果；如3分钟后仍然是只有一条对照线，才可判读为未怀孕（阴性）的结果。

在5分钟后判读的结果无效。这是因为5分钟内判读是作为设计产品的实验依据，超过5分钟后甚至更长时间判读的结果并不清楚，可能有的人会出现假阳性的结果，此结果并不代表实际情况。

早孕后，妊娠激素会通过小便排出，早孕试纸能测出这种激素。但是因为是在早期，妊娠激素排出的量非常小，而刚起床后积蓄量较多，所以为求准确，最好选择早上的尿液进行检查。

记住月经周期

已到育龄的女性，每隔一个月左右就会排出一个成熟的卵子，如果和精子相遇形成受精卵，那么体内在孕期便不会再排卵，月经自然也不会来潮。如果备孕女性平时月经很准时，而这个月却过了十来天月经还没来，那么首先应该考虑自己是否怀孕了。可以自己先使用测孕工具测试，也可直接到医院检查。记住自己的月经周期，对于第一次到产科检查的孕妈妈而言，极为重要。

首先，月经周期是作为判断你是否怀孕的首要问诊内容，原本月经周期是30天，如果让医生误以为是28天，这时医生为孕妈妈所做的验孕，就失去了准确性。

其次，月经周期能够让医生帮你推测排卵期，如果恰好在这个时间段夫妻二人有过性生活，那么医生判断怀孕的可能性也会增加。

另外，准确地记住月经周期，还利于医生计算孕周及预产期。

女性月经周期以月经来潮第一天为周期的开始，到下次月经来为止。周期的长短因人而异，为21~36天不等，平均约为28天。月经来潮的持续时间一般为3~7天，平均5天。月经周期又以排卵日为分隔，分为排卵前的滤泡期与排卵后的黄体期。滤泡期长短不一定，但黄体期固定为14天前后两天。

怀孕初期非正常的出血有哪些

怀孕初期如果大量出血，且伴有腹痛，很有可能是病理原因引起的出血。这些出血属非正常出血，需要引起孕妈妈的警惕。

宫外孕出血

受精卵着床在子宫以外的地方便称为宫外孕，发生率大约是1%，而其中95%的宫外孕都是发生在输卵管。宫外孕导致的非正常出血一般在怀孕2个月左右的时候出现，同时伴有恶心、腹部剧痛等症状。如果有这些状况发生，孕妈妈要立即到医院进行手术，否则会有生命危险。

葡萄胎出血

葡萄胎是一种良性绒毛膜疾病，发生率大约是1‰，因形成胎盘的绒毛异常生长引起的子宫内如葡萄般的水泡状颗粒而得名。葡萄胎在怀孕初期通常会引起非正常的阴道反复出血，严重孕吐甚至心悸等症状。除了可引起流产，还可能使孕妈妈因失血过多发生贫血，流产时出现大出血，甚至导致死亡。

胎盘前置出血

在孕期3个月左右，胎盘刚刚形成，正常的胎盘位于子宫腔上方，而胎盘前置的状态位置略低，在靠近子宫颈口附近。一旦子宫收缩就容易造成出血。有些孕妈虽然胎盘位置很低，但孕期也没有任何异样。如果是反复地出血，就需要在医生的指导下进行处理。

先兆流产出血

怀孕早期的先兆流产也会引起出血，这种出血量比较大，往往伴有腹痛。大部分孕妈妈出现先兆流产现象通过休息即可好转，如果持续出血不止、出现阵发性下腹痛或者有组织从阴道流出，则要及时到医院做进一步检查治疗。

性病引起的出血

如果孕前女性患有淋病、梅毒、生殖器疣等性病，那么怀孕期间也会出现不同程度的出血现象。这些性病引起的出血与普通出血不同，血液黏稠并伴有腥臭味，同时伴有阴道及外阴瘙痒等症状。

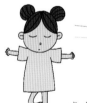

TIPS

怀孕早期出血原因：

1.母体方面情况引起的怀孕期间出血，主要是由于子宫疾病或者孕激素缺乏而引起的。

2.胚胎本身引起的怀孕期间出血，主要由于胚胎本身问题，如果是这方面问题引起的情况还是不很乐观的。

3.受到外力刺激引起的怀孕期间出血，因为妊娠中子宫和腹腔本身处于充血的状态，会显得很脆弱。有时候即使只是很轻微的刺激或稍微运动，都会引起出血。

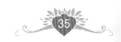

怀孕初期有些阴道流血是正常的

怀孕初期出血是一种非常常见的孕期症状。大约有50%的孕妈妈会出现阴道出血现象，对于下面这些正常的出血现象，孕妈妈要保持情绪的稳定，以利于胎儿的发育。

受精卵着床出血

在孕早期，受精卵在子宫璧上着床时一般都会有一两天的轻微出血，一般无其他伴随症状（如腹痛、经期不适感）。这可能只是孕卵着床的一种生理反应。这种情况不需治疗，孕妈妈只要保持清洁即可，不会影响胚胎发育。

阴道、子宫黏膜出血

孕妈妈怀孕后，腹腔经常处于充血状态，一旦受到外来的刺激（如性生活、妇科检查、提重物等），阴道、子宫口的黏膜就会出血。这种出血症状很轻微，一般会在短时间内止住。

宫颈息肉出血

宫颈息肉是子宫颈部位生长的良性物。由于宫颈息肉表面有丰富的微血管存在，轻微的触动就会出血。子宫颈管息肉大部分是良性的，此时可以放置不管。只有在出现反复出血时才需要进行切除。有时随着妊娠周数的增加，息肉也会长大，这对妊娠和生产没有任何影响，不需要用保胎药。也有医生会建议在孕期将息肉拿掉，也是没有什么大碍的。

宫颈糜烂出血

患有宫颈糜烂的孕妈，随着体内雌激素和孕激素水平不断增高，宫颈糜烂会明显加重，而出现阴道出血。一般来说，这种出血与自然流产造成的出血并不相同，不直接影响胎儿的发育，只要及时止血仍可正常妊娠下去。由于孕期用药有所禁忌，用药不当会对胎儿造成伤害，建议在医生的指导下，用一些外用的药物，生产后继续治疗。

TIPS

根据一项医学研究统计，超过50%的孕妇可以安然度过怀孕初期出血这一关，成功地继续妊娠；约30%的孕妇可能会发生流产；另有近10%的孕妇可能是宫外孕或其他问题。

综合考虑后选定称心的产检医院

怀孕是独一无二的，不管你具备多少怀孕知识，接受定期产检绝对是必需的。定期产检，不仅仅是量量体重和血压、检测胎儿、验验尿而已，更重要的是发现问题，解决问题，让你准确地了解胎儿的现况，在心理层面上，给你一种安定感，让你能坦然地面对怀孕期间的种种不适。

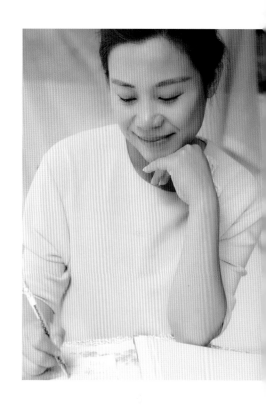

一般来说，大型综合性医院的产科和专业的妇幼保健院都能保证孕妈妈安全度过孕期，顺利生产。怀孕后，你需要综合考虑后选定一家称心的产检医院。以下几点可供参考：

首先，一定要去正规大医院或正规专业医院，还要注意了解、比较医院妇产科的医疗设备和服务水平，以及是否提供人性化的优质的孕期和围产期医疗保健服务，如很多医院产科设立了孕妇学校、准爸妈课堂等。

其次，选择医院时要考虑位置远近。怀孕后，孕妈妈每个月，甚至每周都要到医院做产前检查，如果距离较远或交通不方便，对孕妈妈来说都是很大的负担。

再次，根据家庭的实际经济状况做选择。

最后，孕妈妈在进行选择的时候，还可以向一些有经验的妈妈们咨询一些详细情况，或者搜索一些妈妈帮或群进入聊天，了解身边有宝宝的妈妈们在生产时对医院的评价，这些都非常有利于选中一家比较理想的产检医院。

TIPS

健康检查的目的是妊娠期间的母子健康管理。虽然总是在说妊娠不是病，但是有时会伴随妊娠出现并发症。另外，胎儿是否顺利成长也必须要接受健康检查才能知道。健康检查对于妊娠伴发疾病的早期发现和治疗起着重要作用。孕期应该坚持做产检。

每周在线问答

自己验孕后，还需要去医院确定吗？

如果自己验孕后结果是阳性，那就要赶快到医院进一步确认，医院验孕通常的方法也是取尿液化验，任何时候都可以，等待20～30分钟，结果就会出来。产科医生会告知一些相关的注意事项及后续的检查项目，去医院还是很有必要的。

刚刚得知怀孕的消息，我却感冒了，发烧到39℃，对腹中胎儿有影响吗？

妊娠早期是胎儿神经细胞繁殖旺盛时期，此时易受损伤，一次高热可能使胎儿10%的脑细胞受到伤害，损伤后的脑细胞由胶质细胞来充填，这些细胞无神经细胞功能，所以会表现出脑发育迟缓。高热也可能同时损伤其他器官，形成千奇百怪的畸形儿。由此可知，凡是能够使孕妇体温升高的一切因素都可能影响腹中胎儿，并可导致畸形胎。

因此，孕妇一旦体温升高，应立即就诊，解除高热，治疗原发病，以免殃及胎儿。另外，平时还应注意预防一切发热性疾病，以保母婴平安。

孕6周

B超测到胎儿的心跳

一般早孕反应不算很严重的女性，在此周因为饮食的增加会感觉到自己的腰围变粗，腹部和腰部都有绷紧的感觉，有的孕妈妈体重也会略有上升；乳房继续增大、发胀，乳头和乳晕的颜色会继续加深，白带也会增多。

此时孕妈妈的子宫已经开始变软、增大，从孕前的鸡蛋大小增至鸭蛋大小了。同时，因为子宫的增大压迫了膀胱的底部而出现了尿频现象。

怀孕第6周的时候，胚胎快速地成长。尽管此时胎儿的心脏很小，看上去像一颗深红色的种子，并且目前还只有一个心室，但是它在这时候已经可以跳到140次/分钟～160次/分钟，相当于大人心跳的两倍，这时候你还不能听到胎宝宝的心跳。

连接大脑和脊髓的神经管已经闭合，消化管道开始形成，已经出现了前肠、中肠和后肠，肝、肺、胰腺以及甲状腺等重要器官也具有了雏形。

本周胎儿的面部已经有了基本的特征，两个鼻孔在脸上清晰可见，脖子和小下巴也正在成形。胎儿身体蜷缩，类似英文字母的"C"，比较容易分辨出头部。

首次早孕需做的常规检查项目

生育一个健康、聪明的宝宝是每个家庭的共同愿望。但在我国仍有13.20‰的先天缺陷儿出生，因此，有条件的孕妇都应该参加产检，保证孕妈妈的身体健康，防止先天缺陷儿的出生。在孕早期，孕妈妈应进行一系列化验检查，以便了解自己和胎儿的健康状况，需做的常规化验有以下几项：

血常规

通过检查血常规，可了解孕妈妈是否贫血。正常情况下，孕前及孕早期血红蛋白≥120克/升，妊娠后6～8周，血容量开始增加，至妊娠32～34周达到高峰，血浆增多，而红细胞增加少，血液稀释，血红蛋白可能会减少。通过检查血常规，还可以了解白细胞和血小板有无异常。

尿常规

了解孕妇尿酮体、尿糖、尿蛋白指标，可以反映妊娠早期剧吐的严重程度，同时还能提示孕妈妈是否患有糖尿病。

乙肝五项检查

了解孕妈妈是否是乙肝病毒携带者，如乙肝表面抗原（HBsAg）呈阳性，则表明是乙肝病毒携带者，如果同时伴有e抗原（HBeAg）、核心抗原（HBcAg）阳性，则提示胎儿被感染的机会增加，新生儿出生后应及时给予主动免疫和被动免疫。

肝功能检查

了解孕妈妈孕早期肝脏情况。急性病毒性肝炎患者不宜妊娠，如妊娠期患急性病毒性肝炎，可使病情加重，危及母儿生命安全。通过肝功能检查，还可对孕妈妈其他肝脏疾病进行鉴别。

血型检测

通过血型检测，可了解有无特殊血型。如果孕妈妈为Rh阴性血型，而准爸爸是Rh阳性血型，或如果孕妈妈为O型血，准爸爸为O型以外的血型，宝宝就有发生溶血的可能。

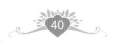

优生四项检查

优生四项检查包括弓形虫、风疹病毒、巨细胞病毒、单纯疱疹病毒检测，如果以上病毒在孕早期感染后，均可造成胎儿不同程度、不同器官的畸形。一旦检查出阳性，应及时就医。

TIPS

孕妈妈记得在孕12周去医院做产前登记，第一次产检，领取孕妇健康手册。从孕13周开始，则每4周检查1次，孕28周以后则每2周检查1次，孕36周后每周检查1次，直至分娩。但是如果在妊娠过程中出现异常情况应及时去看医生，不要等到规定的产检时间。

让胃舒服一些的饮食

孕早期有的孕妇开始出现喜吃酸味食物、厌油腻味、恶心、晨起呕吐、口味异常等现象，这些都属于早孕反应。选择一些让胃舒服的食物，可以帮孕妇减轻这些症状。

吃干食物

如果孕妈妈有轻微恶心、呕吐现象，可吃点儿能减轻呕吐的食物，如烤面包、饼干、米粥等。干食物能减轻孕妈妈恶心、呕吐的症状，米粥能补充因恶心、呕吐失去的水分。晚餐后一般呕吐减轻，因此，晚餐可以吃得丰盛一些。

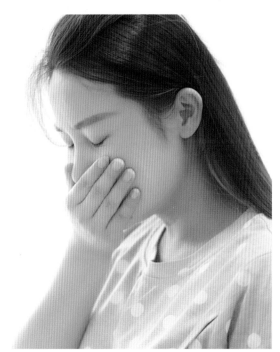

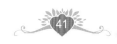

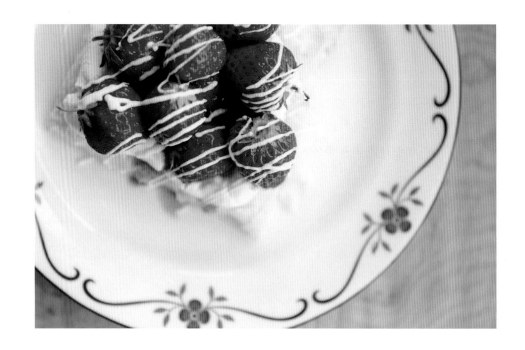

清淡饮食

尽量避免吃难以消化的高脂肪或油炸类食物，如薯条和炸鸡等，少量多餐或吃清淡可口、少油腻的食物，也有利于防止孕吐。

适量服用维生素

反应过重可适当服维生素B_1、维生素B_6，每日3次，每次10毫克，连服7~10天，以帮助增进食欲，减少不适感。

避免饥饿时吞咽唾液

胃部空的时候对唾液非常敏感，一碰到就容易引发恶心。因此，不要在饥饿的时候吞咽唾液到胃中，在吃容易引发唾液分泌的食物之前，可以先喝少量的牛奶，将胃黏膜保护起来。

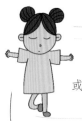

TIPS

为了克服晨吐症状，早晨可以在床边准备一杯水、一片面包或一小块水果、几粒花生米，这些食品会帮助抑制恶心。

把孕期的幸福记录在妊娠日记上

妊娠日记就是孕妈妈把在妊娠期间所发生的与孕期保健有关的事情记录下来。写妊娠日记可以帮助孕妈妈掌握孕期活动及变化，帮助医务人员了解孕妈妈在妊娠期间的生理及病理状态，为及时处理异常情况提供依据，可以减少因记忆错误而造成病史叙述不当及医务人员处理失误。写日记时再写上几句内心的话，还能够让你和孩子在以后有一个美好的回忆！

妊娠日记内容要简明确切，下列重要内容切不可忘记：

孕妈在记录妊娠日记时，可以再专门准备一个记事本，将自己妊娠过程中的疑问记录在本上，便于就诊时及时咨询医生，并将医生的回复记录在案，以便于提醒自己在日常生活中注意一些事情。

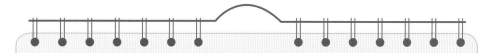

- 末次月经日期。
- 早孕反应的起始与消失日期，有哪些明显的反应。
- 第一次胎动的日期与以后每日的胎动次数。
- 孕期出血情况，记录出血量和持续日期。
- 若孕期患病，则应记录疾病的起止日期、主要症状和用药品种、剂量、日数、副反应等内容。
- 有无接触有毒有害物质及放射线。
- 重要化验及特殊检查结果，如血尿常规、血型、肝功能、B超等。
- 如曾经有过情绪激烈变化或性生活，也应加以记录。

每周在线问答

Q 在孕6~7周时，B超看不到孕囊、胎心，有可能是宫外孕吗？

A 一般来说胎儿5周的时候做B超可以在宫腔内看到孕囊，6周的时候做B超可看到孕囊、胎芽及胎心跳。如果排除月经周期不稳、排卵推迟、孕周期记错等原因，孕6~7周的时候B超看不到孕囊、胎心，则需要怀疑是否为宫外孕，要进一步进行检查。

Q 什么是医院建档，都需要哪些手续？

A 医院建档是指孕妇怀孕后在医院建立一个属于自己的小册子，即怀孕档案，里面记载了孕妇的基本信息，如姓名、年龄、住址、电话等，以及怀孕过程的所有信息，如每次产检的情况。小册子上还会介绍一些孕检的时间、项目等信息。另外，还会有关于孕期孕妇的一些注意事项和孕育常识。在去医院建档之前要去户口或居住地所在的社区医院报到，以便于宝宝出生后上户口。选择在哪家医院建档是自愿原则，所以，孕妇选择在哪家医院生产，就在哪家医院建立档案，最好不要中途转院，以确保信息的全面性和连续性。

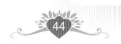

孕 7 周

因人而异的早孕反应

在本周，由于子宫迅速增大，孕妈妈可能会有腹部疼痛的感觉，特别是扭腰或站起来的时候。身体不适，疲倦，恶心呕吐等现象在本周依然会出现；由于子宫扩张压迫膀胱导致尿频；由于激素分泌增多，此时的孕妇情绪波动很大，有时会很烦躁，但是，请注意，本周是胚胎腭部发育的关键时期，如果你的情绪波动过大会影响胚胎，同时还会导致腭裂或唇裂的情况发生。所以，一定要好好调整自己的情绪。

怀孕7周的时候，胚胎快速成长。胎宝宝这时看上去像一颗小小的蚕豆，与身体不成比例的头部向前弯曲着。胎宝宝的后背蜷曲，尾部正逐渐消失。头部两侧各有一个黑点，那是正在形成的眼睛；面部中央微微张开的两个小洞分别是他的鼻孔；颈项两侧的耳朵正在形成。胚胎的手和脚这时候看上去像划船的桨。此外，这时候脑下垂体腺和肌肉纤维继续开始发育。最重要的是胚胎的心脏在这时候已经可以跳到150次/分钟，相当于大人心跳的两倍，心脏也划分为左心房和右心室。

孕妈妈出现了尿频

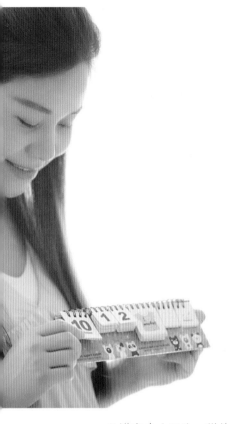

由于体内激素分泌的变化，以及逐渐增大的子宫对膀胱的压迫，孕妈会在7~13周时出现尿频的症状，晚上会被频繁的尿意扰得睡不好觉，有时情况还会严重到打喷嚏或是大笑都有可能尿失禁。这是孕早期正常的生理现象，不用过于担心，一般过了3个月以后，子宫上升到腹腔以后，对膀胱的压迫感逐渐消失，尿频便会消失。但是为了防止尴尬或不适，孕妈妈可以用以下方法应对尿频。

1.适当控制睡前的饮水量，最好在临睡前1~2小时内不要喝水。

2.如果尿频严重，甚至出现了尿失禁感觉时，可以在内裤上垫上卫生巾或卫生护垫，以防弄脏衣服。

3.讲究个人卫生，勤换内衣，勤洗澡，有了尿意就上卫生间，预防尿路感染。

4.多吃新鲜水果和蔬菜，少吃油腻、辛辣食物。在晚间少吃具有利尿功效的食物，如西瓜、蛤蜊、茯苓、冬瓜、玉米须等有很好的利尿作用，就应避免多吃。

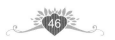

TIPS

对于病理性尿频，则是由一些泌尿系统疾病引起，如肾盂肾炎、膀胱炎、尿路感染等，表现为孕期小便次数增多，而且伴有尿急、尿痛等现象。对于这类尿频现象，孕妈妈一定要提高警惕，及时就医，否则可能引起早产。

让准爸爸的爱相随

孕妈妈的整个妊娠过程，绝大多数是在家中度过的，家庭气氛和谐与否对胎儿的生长发育影响很大。在这个过程中，准爸爸应该多帮助和谦让妻子一些，使妻子心神愉悦地养胎。另外，在妻子受孕初期，由于突然的生理改变，导致心理上也相应发生一些变化，易于烦躁，这时丈夫要有君子气度，应该更多地帮助妻子。如此和谐的家庭氛围，对母儿的身心健康均大有裨益。

因此，在确认已怀孕的情况下，准爸爸就得全心做好爱心功课：

1.陪妻子到医院确认是否受孕成功，并在医生的指导下准备叶酸及所需补充的维生素，督促妻子每天按时按量服用。

2.主动承担一些家务，减轻妻子的体力劳动消耗，保证她有充足的休息和睡眠。

3.准备关于孕期指南及育儿方面的书籍。和妻子一起制订一个孕期日程表，罗列每个月该做的事情。

4.年轻人体力、精力都很旺盛，因而对性的要求也非常强烈，但妻子怀孕，就要尽量克制自己。特别是在妊娠早期及后期不要过性生活。据不完全统计，有15%左右的孕妇发生流产是由性生活不当所造成的。为此，做丈夫的，要节制自己的性欲，避免在前3个月进行性生活。

5.体贴妻子，安抚她不安的情绪。对有妊娠反应的孕妈妈，准爸爸要更加悉心关照，在妻子反应时多给予协助，为她准备可能接受的食物。

6.给妻子添置防辐射衣、电脑防辐射屏等用品，叮嘱妻子远离家中的辐射源，如微波炉、电脑、电热毯等。

TIPS

在妊娠期的妻子也应该理解丈夫，在这一过程当中丈夫也有一定的心理变化，他既为将要当上爸爸，成为一个真正的男人而喜悦，同时也为担负起丈夫和父亲的责任而惶惑。加之妻子身体的不适、性情的改变、感情的转移，使丈夫会感到无所适从，焦虑不安。因此，妻子应给丈夫以一定的关怀和理解，与丈夫一道为共同创造温馨家庭而努力。

孕期可以做瑜伽吗

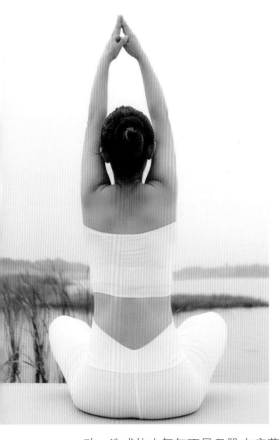

在我国，人们普遍认为怀孕后不应进行体育活动，以免摔倒或扭伤腰而引起流产。事实上，大多数流产都是胚胎发育不正常的后果。平日习惯于锻炼的女性，在孕期根据自己的体力和爱好做一些运动量不大的活动是必要的，也是安全的。适当的体育活动可以促进新陈代谢，增强心肺功能。锻炼全身特别是腹壁、腰背的肌肉，有利于分娩；户外运动能呼吸新鲜空气，沐浴阳光使体内产生维生素D，加强食物中钙、磷物质的吸收和利用，以供母体和胎儿骨骼的发育。

并不是每一种运动都适合孕妇去做，应以安全、效果好、轻松快乐的全身运动为宜，如有氧运动。如果是太过剧烈的运动，造成体内氧气不足及肌肉疲劳，反而会得到相反效果。有的医疗机构配合妊娠进程设计了不同孕周的孕妇瑜伽课，能起到增强体质、锻炼肌肉、减轻水肿、纠正胎位、促进胎头入盆等作用，是孕期很好的运动项目。

另外，放松是孕妈妈健康的前提，很多孕妈妈都是第一次怀孕，所以整个孕期都处于紧张状态。而孕妇瑜伽不但能锻炼孕妈妈的身体，有助于生产，还有改善情绪、调节心情的作用。

孕期怎样掌握运动强度呢？一般以不感到疲劳为度；脉搏一分钟跳动不要超过140次。也可在运动停止后15分钟之内，心率能恢复到运动前的水平作为衡量运动量适度的标准。

每周在线问答

Q 早晨起床后恶心的感觉最强烈，怎样缓解？

A 早晨起床后就恶心叫晨吐，是早孕正常的反应。孕妈妈除了在心理上要放松外，还可以用以下几种小方法缓解孕早期的恶心感觉：

1.早晨起床动作要缓慢。

2.在床边放些小零食，如饼干、全麦面包等，每天在睡前以及起床前都吃一点儿，可以减轻恶心的感觉。

3.吃姜可以缓解恶心的症状，每天吃姜不应超过3次。香蕉有镇定的功效，也可以减轻恶心的感觉。

4.清晨刷牙经常会刺激产生呕吐，不妨用漱口来代替刷牙，等吃完东西后再刷也不迟。

Q 我怀孕6周了，从怀孕后就觉得乳房发胀、不适，特别是乳头，一碰就疼。这是怎么回事呢？

A 有些孕妇怀孕后，在停经5～6周时会感到乳房发胀、疼痛，同时乳晕也变黑、变大。这种现象是因为卵巢的黄体在受孕的早期分泌孕激素和雌激素所致。其中孕激素会刺激乳腺的腺导管增生肥大，为以后的哺乳做准备。这是正常的生理性变化，孕妇不必过于紧张。

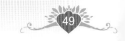

孕 **8** 周
胚胎开启飞速发育模式

　　到了本周，孕妈妈的子宫有鹅蛋般大小了，并且由于子宫长大后压迫膀胱的缘故，孕妈妈会频繁地去卫生间小便，因为子宫变大而出现腹痛的感觉依然存在。另外，孕妈妈的腹围渐渐变粗，体重有所上升，衣裤开始变紧，当然，不知情的人从体形上还看不出你有什么变化。

　　这时孕妈妈可能因为恶心和呕吐的原因不愿吃东西，但是现在不是控制饮食的时候，孕妈妈还是应该尽量吃些有营养的食物，以此来保证有足够的养分为胎儿的成长做后盾。

胎宝宝发育状况

　　孕8周的时候，胎宝宝头顶至臀部长度约2厘米，形状像葡萄。此时，胎宝宝的头部仍然比身体的其余部分大，屈曲的头向前靠在胸前。面部继续发育，鼻子虽然尚未长成，但是已经形成了鼻孔；腭开始融合形成完整的口腔，并拥有了舌头。这时，胎宝宝的双眼已睁开，并且离得很远，看上去似乎长在头部的两侧，而不是前面。胎宝宝的眼睑已经依稀可辨，内耳也已经进入发育的关键时期。

孕妈妈要注意口腔卫生

怀孕后，女性体内的雌性激素，尤其是黄体酮水平会明显上升，甚至会上升很高。而雌性激素的上升会使牙龈血管增生，血管的通透性增强。如果口腔卫生欠佳，容易诱发牙龈炎。这种牙龈炎被称作妊娠性牙龈炎。

研究证实，怀孕前患牙龈炎的女性，其怀孕后患妊娠性牙龈炎的概率和严重程度均高于孕前没有患牙龈炎的女性；而在孕前就患有牙龈炎或牙周炎的女性，其怀孕后炎症会更加严重，牙龈红肿，刷牙或进食时易出血。有文献报道，患重症牙周炎的孕妇发生低出生体重儿的危险率为牙周正常的孕妇的7.5倍，牙周病的致病菌牙龈卟啉单胞菌对新生儿也会造成影响。孕期如果仅有牙龈炎，其引发牙龈炎的细菌也有可能进入血液，通过胎盘，感染胎儿而引发早产。

所以，提醒各位孕妈妈，孕期口腔护理非常重要。牙科医生建议，对于有可能在孕期出现的口腔问题及时解决，这其中就包括牙龈炎、牙周炎，要做彻底的牙周洁治，还要认真听取医生的口腔卫生指导，在整个孕期要注意做好口腔保健工作。

孕妈妈在平时要注意口腔卫生，应用温水来刷牙及漱口，牙刷要软一些，刷牙时要沿牙缝上下刷，不要左右刷，以保护牙周不受损伤。

TIPS

孕期发生口腔疾病应根据不同时机选择不同的治疗手段。孕期前、后3个月的口腔治疗一般仅处理急症，避免流产和早产；孕期中间4个月是治疗口腔疾病的适宜时期，可在保护措施下使用X射线，但不能照射盆腔和腹部；急症处理时应避免全身麻醉，仅选择局麻，但应避免做复杂的根管治疗和智齿拔除等操作。

来自嗜睡和睡不着的两种折磨

妊娠使孕妈妈的身体承受着额外的负担，再加上身体受到激素的影响，孕妈妈会变得特别容易疲倦，大白天就想睡觉，夜晚也要比平常睡得更长一些，并经常感觉头晕乏力，在孕早期和孕晚期更为明显。

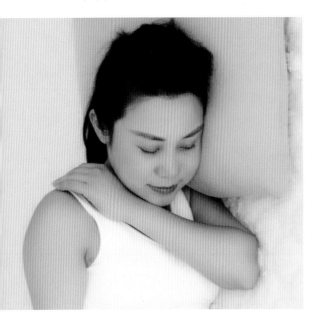

孕早期的嗜睡，是早孕反应的表现之一，也是妊娠早期的生理需要。睡眠可使处于负代谢状态的母体得到保护，从而少得病，对感冒防治效果更佳。对于这种状态，孕妈妈不用太担心，只要适度调整一下生活作息，不要做太多的事，想睡就睡，尽可能多休息、早睡觉。并可以通过一些方式来减轻疲倦，恢复精力，如心旷神怡的想象、轻松愉快的聊天、听调节情绪的音乐、吃恢复体力的饮食、做健脑养颜的按摩等。

除了嗜睡之外，还有一小部分孕妈妈在孕早期由于各种情绪的影响，反而会在该睡的时候睡不着，出现了失眠的问题。这是因为，确定怀孕以后，一般人都会情绪不稳定，或激动，或忧虑，毕竟面临人生的重要时刻。但失眠对胎宝宝的发育以及孕妈妈自身的健康都有影响，特别是有的孕妈妈服用安定以对抗失眠更是被严格禁止的。在怀孕期间，特别是头3个月，一定不能服用安眠药，以免发生对胎儿不利的影响。所以，如果发生失眠现象，最好先放松精神，试着把不愉快的情绪赶走，保持心态平和、健康。另外，还可利用加强锻炼、增加营养、调节生活规律等方法来解决失眠问题，绝不能依靠安眠药来维持。

若失眠，你可以翻几页轻松读物看看，或做缓和的松弛运动，或洗个温水浴，这些都将对你有帮助。你还可以多加一个枕头。如果是侧卧，就把腿搭在枕头上，以便全身心放松。也可以在临睡前喝一杯牛奶，既可以补充营养，又能使自己情绪稳定，促进睡眠，减少发生失眠的可能，有利于胎儿的生长发育。

正常成人一般需要8小时睡眠，而孕妇因身体各方面变化，容易感到疲劳，睡眠时间应比平时多1小时，最低不能少于8小时；每天中午最好保证有1小时的午睡时间，最多不能超过2小时；有工作的孕妇睡不了午觉，在晚上就更需要多一些时间睡觉或在工作岗位上适时注意休息。

HCG的数值变化范围

成熟女性因受精的卵子移动到子宫腔内着床后，形成胚胎，在发育成长为胎儿过程中，胎盘合体滋养层细胞产生大量糖蛋白，即HCG，这种激素可通过孕妇血液循环而排泄到尿中。当妊娠1～2.5周时，血清和尿中的HCG水平即可迅速升高，孕8周时达到高峰，至孕期第4个月始降至中等水平，并一直维持到妊娠末期。

在妊娠最初3个月，HCG水平每天约升高一倍，清晨尿中HCG水平最高，接近血清水平。妊娠不同时期以及各孕妇之间血清HCG绝对值变化大，一般非孕妇女血HCG值小于100IU/L，孕12周内血清HCG变化范围见右侧表格。

妊娠期间血清HCG水平

妊娠周数	参照水平值（IU/L）
0.2~1	5~50
1~2	50~500
2~3	100~5000
3~4	500~10000
4~5	1000~50000
5~6	10000~100000
6~8	15000~200000
2~3月	10000~100000

血HCG早孕检测怀孕的时间可以更早。一般来说早孕试纸等尿液HCG检测通常在停经一周后才能检测，而血HCG早孕检查检测往往在停经一两天后即可检测，这样可以把确认怀孕的时间提前，可以更早地对怀孕做出相应的对策。

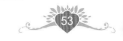

孕妈妈吃酸有讲究

怀孕后，胎盘分泌的某些物质会抑制胃酸的分泌，所以很多孕妈妈喜欢吃酸味食物，以促进消化，缓解孕期不适。酸味食物对孕早期的孕妈妈有一定的好处，但是不能随便吃，要有选择、有节制。

研究发现，妊娠早期的胎儿酸度低，母体摄入的酸性药物或其他酸性物质容易大量聚集在胎儿组织中，影响胚胎细胞的正常分裂增殖与生长发育，并易诱发

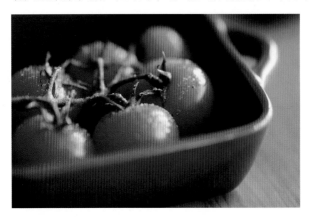

遗传物质突变，导致胎儿畸形。在妊娠后期，胎儿日趋发育成熟，其组织细胞内的酸碱度与母体相接近，受影响的危害性相应小些。因此，孕妇在妊娠初期大约两周时间内，不宜服用酸性药物、饮用酸性饮料或食用酸性食物。

如果孕妇确实喜欢吃酸性食品，就应选择营养丰富且无害的天然酸性食物，如西红柿、樱桃、杨梅、石榴、海棠、橘子、草莓、酸枣、葡萄等新鲜水果和蔬菜，还有一个选择是酸奶。这些食品既可以改善孕后发生的胃肠道不适症状，又可以增进食欲和增加多种营养素，可谓一举多得。

TIPS

孕妈不宜吃的酸性食物有山楂、腌渍菜和醋制品。山楂吃多了会刺激子宫收缩；腌渍菜不但本身营养已遭到破坏，还会产生一些有害物质；醋制品刺激性比较大，不宜多吃，每周不要超过2次。

每周在线问答

Q　我怀孕了，总是喜欢吃酸的东西，常听人说"酸儿辣女"，这有科学依据吗？

A　　这种说法是没有科学依据的，孕妇偏爱酸味食物是由于体内孕激素的影响造成的，这和胎儿的性别没有关系。在受孕的那一刻，胎儿的性别已经由精子中的染色体决定了。如果是X型精子与卵子相结合宝宝就是女孩，如果是Y型精子与卵子相结合宝宝就是男孩。

Q　怀孕2个月了，每天的小便次数增加了不少，有时夜晚也要起来好几次，睡眠都不好了，如果少喝点水会不会好些呢？

A　　孕早期发生尿频属正常现象，但孕妈妈不可以因为尿频而减少饮水量。因为孕期新陈代谢加速，体内需要的饮水量比孕前要增加一些，每天至少要饮1600毫升的水（包括汤、粥饮品）才能满足身体的需要。感觉尿频时不妨多去几次厕所，尽量不要憋尿。晚上临睡前两小时尽量少喝水。

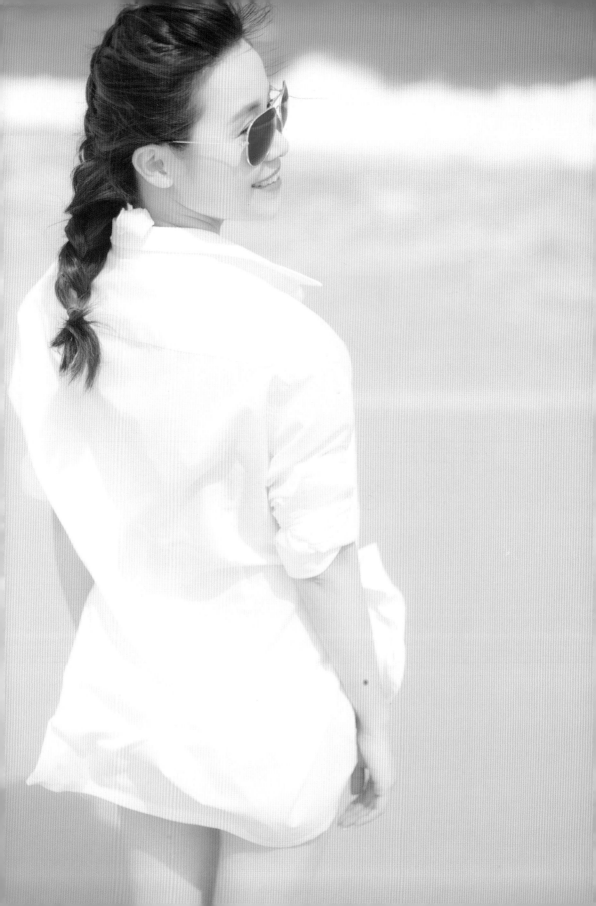

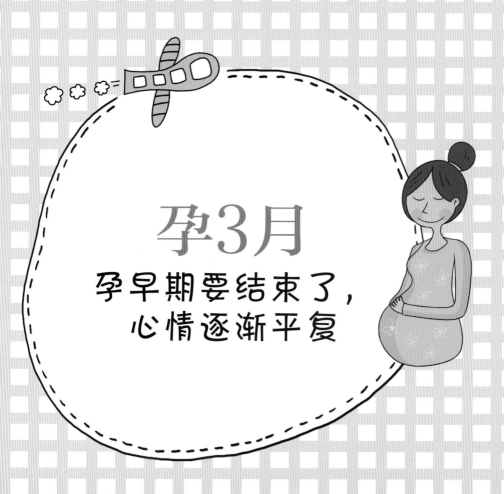

孕3月

孕早期要结束了，心情逐渐平复

孕9周

宫内胚胎初具人形，成为胎儿

在本周，很多孕妇的早孕反应，如身体不适，恶心呕吐等现象似乎更加厉害。由于子宫扩张压迫膀胱导致尿频，激素分泌增多导致的情绪烦躁现象也会继续下去。

现在子宫又比上周略长大了些，孕妈妈从体形上还看不出妊娠的特征。如果你是进食情况还不错的孕妈妈，会发现自己的乳房胀大了许多，腰围也增粗了一大圈，这时候你要换大一码的胸衣和稍宽松的衣服。

胎宝宝发育状况

从孕9周开始胚胎已经可以称为胎儿了，他（她）已经是你真正意义上的胎宝宝了。

孕9周时胎儿头顶到臀部的距离约2.5厘米，胎儿的许多位置都发生了变化。现在的胎宝宝已经初具人形了：胚胎期的小尾巴在这时候消失，现在所有的神经肌肉器官都开始工作了。胎宝宝的眼帘开始盖住眼睛，腭和鼻子都已经形成，肠道开始向足以容纳的腹腔迁移。手部在手腕处有弯曲，两脚开始摆脱蹼状的外表，可以看到脚踝。手臂更加长了，臂弯处肘部已经形成。虽然在这时候你还不能通过B超辨认胎宝宝的性别，但是胎宝宝的生殖器官已经在生长了。

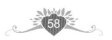

慎防高热性疾病对胎宝宝的损害

胎儿在母体子宫内发育，尽管有子宫保护，但也不是绝对安全的，常常会受到来自外界的干扰，其中孕妇因感染而发热，可直接危害胎儿的发育，因此高热是人类先天性畸形的原因。

过去认为流感使先天性畸形发生率升高，是流感病毒和治疗药物所造成的，但体内被流感病毒感染而无发热等症状的孕妇生下的婴儿畸形发病率并不高。因此认为，畸形儿是由母亲感冒时高热造成的，而且高热次数越在妊娠早期，对胎儿危害越大；高热程度越高，持续时间越长，重复次数越多，胎儿畸形出现率越高。

由此可知，凡是能够使孕妇体温升高的一切因素都能影响腹中胎儿，并可导致畸形胎。

因此，孕妇一旦体温升高，应立即就诊，解除高热，治疗原发病，以免殃及胎儿。另外，平时还应注意预防一切发热性疾病，以保母婴平安。

> **TIPS**
>
> 高热持续时间长，连续39℃超过3天以上的，病后有条件者应争取去医院检查，了解胎儿是否受到影响，必要时应终止妊娠。感冒合并病毒感染时，应加用抗生素治疗，避免应用对胎儿及孕妈妈有损害的药物。

孕期易发缺铁性贫血

很多孕妇在孕期的不同时候，都会多多少少出现这样一些症状：由蹲着的姿势站起来的时候，头会感到晕眩，眼前发黑，要定住站一会儿才能恢复正常的感觉；面色苍白憔悴，甚至指甲和眼底的血色也显得不够饱满足实，而且相当容易疲惫和倦怠。这些症状的出现，很有可能就是由于孕妇贫血引起的。

孕期引起贫血的原因有两个方面。一方面，在怀孕的时候，孕妇体内的血容量会较孕前平均增加30%～45%，中等体格的女性平均增加1500毫升。但是，血

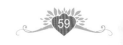

液中红细胞的造血量却跟不上血液总量的增加，从而形成了血液中水分偏多的状况，也就出现了我们平时所说的生理性贫血。血液被稀释了，红细胞中用来携带氧气的主要成分血红蛋白也就相对减少了，而血红蛋白的组成基础是铁元素，因而也被称为缺铁性贫血。

另一方面，肚子里的胎宝宝是依靠着从孕妈妈身体里获取营养而不断长大的，这其中，铁是特别重要的一种微量元素。大多数孕妇出现轻微贫血症状的主要原因，就是被胎儿吸收走了许多铁。因为胎儿的缘故，孕妇对铁的需要量增加。所以，如果按照孕前水平摄取含铁食物，就可以导致孕妇的贫血进一步加重。

对贫血的预防和治疗，通过食物来改善是最基本的方法。首先要保证膳食中充足的热量摄入，只有在能量充足的情况下，才能使包括铁在内的各种营养素得到最充分的吸收和利用。其次，要摄取足够的动物性食物，动物性食物中含有较多铁以及优质蛋白，我们在选择食物时不仅要看它的铁含量，还要了解食物中铁的吸收率，动物性食物中含有血红素铁，其吸收率远远高于植物性食物中的非血红素铁，血红素铁的吸收率在20%左右。此外，植物性食物中所含的草酸、植酸、磷酸及大量膳食纤维等也会影响铁的吸收，应选择含维生素C多的食物，如新鲜的蔬菜、水果等，维生素C有促进铁吸收的作用。

TIPS

人体的吸收试验发现，对各种动物（猪、羊、牛、鸡等）的瘦肉和肝脏中的铁的吸收率约有20%，一些植物性食物中铁的吸收率只有百分之几，如大米只有1%，原因是动物体内的铁，其存在形式更易于人体小肠细胞吸收和利用。

养成良好坐姿，不给腹部太大压力

怀孕以后，随着子宫增大，孕妇的腹部就会慢慢隆起，如果平时坐姿不正确，压迫到腹部会对胎儿造成影响。因此，孕妈妈要养成良好的坐姿。

孕妇正确的坐姿是把后背紧靠在椅子背上。坐在凳子上时，不能斜坐；坐在椅子上时，将后背靠在椅背上，髋关节和膝关节成直角，大腿呈水平状态，双脚

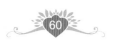

平放在地上。必要时还可以在腰部放一个小枕头。

不要坐在椅子边上，以防滑落。坐椅子时，最好先坐在边上再向后移动，不要"扑通"坐下去。长时间坐时，可在脚下放一木踏脚，把脚抬高一些，以利于休息。

由坐姿起立时，先将上身向前移到椅子的前沿，然后双手撑在桌面或椅背上，并用腿部的肌肉支撑，抬起身体，使背部始终保持挺直，以免身体向前倾斜，牵拉背部肌肉。

> **TIPS**
>
> 长期的坐姿对胎儿和孕妇都不好，如果孕妇是坐着工作的，有必要时常起来走动一下，因为这样会有助于血液循环并可以预防痔疮。若是孕妇伏案的工作量很大，最好每隔一小时给自己放松一下。

合理饮食，避免便秘

怀孕后，由于胃酸分泌减少，孕妈妈的胃肠道平滑肌张力降低，蠕动减弱，腹壁肌肉的张力也有所减弱，大肠对水分的吸收增加，特别容易发生便秘。便秘不仅给孕妈妈带来很多痛苦，还会使孕妈妈体内的毒素增加，造成新陈代谢紊乱和内分泌失调，使孕妈妈出现食欲减退、精神萎靡、头晕、乏力、皮肤长斑、瘙痒、肤色暗淡、头发枯干等不适。经常性地用力排便，还会导致痔疮的形成。如果便秘的时间过长，还可能导致贫血和营养不良。

对于孕妇来说，在孕期要积极预防和避免便秘。首先，要饮食合理，多吃含有膳食纤维的食物，一类是谷类食物的皮，最典型的就是麦麸，在家可以多吃一点麦片，或者带麦麸的小麦粉，这肯定是有利

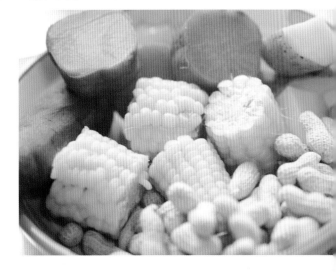

于排便的；还有绿豆、红豆，都带有皮，含膳食纤维都比较高；二是多吃一点长在地下的根茎类食物，这也有利于排便，具体说有山芋，每天吃一点山芋稀饭对防止便秘很有帮助；此外，多饮水，多吃一些新鲜的水果和蔬菜。还可以多吃一些干果，既有利于防止便秘还有益于胎儿大脑的发育；最后一点，就是要注意行为，养成定时排便的习惯。实在排便不通，可在医生的指导下服用果导片、麻仁滋脾丸等具有温和通便作用的药物，或者使用开塞露通便。切不可私自使用泻药通便，以防出现流产和早产。

NT扫描可评估患唐氏综合征的风险有多大

NT扫描又称颈后透明带扫描，是一种通过B超手段测量胎儿颈项部皮下无回声透明层最厚的部位，用于评估胎儿患有唐氏综合征风险大小的方法。

患唐氏综合征的胎儿会有皮下积水的情况出现，因此颈部后面的皮肤会比较厚。如果NT检测出胎儿颈部透明带厚度超过标准值，则可能与胎儿染色体核型异常以及其他结构畸形有关，而且NT越厚，发生胎儿结构异常与染色体异常的概率越大。另外，NT扫描除了可检查出染色体异常的风险外，胎儿颈部透明带增厚也和先天性心脏病有关。

国内临床上一般认为颈部透明带厚度超过3毫米则提示存在唐氏儿风险。当NT检测结果超出标准值范围，医生会建议孕妇进行后续的排畸检查，可做羊水穿刺或绒毛活检，以进一步确认胎儿异常的风险，以便及早采取应对措施。

NT扫描通常在孕11～13周+6天时进行。因为在孕11周之前胎宝宝太小，做NT检查因技术原因很难实现。而过了孕14周后，过多的皮下积水可能会被胎儿的淋巴系统吸收，从而影响检测数据。一般在三甲医院或大的专科妇产医院都可以做NT扫描。

TIPS

NT扫描主要是通过超声扫描来做，通常在孕妇的肚子上做B超，但是也要看胎宝宝和子宫的位置，必要时，要通过阴道B超来进行，这样可以看得更清楚。阴道B超对孕妇和胎宝宝都没有风险，也不会太不舒服。

每周在线问答

 Q 我早孕反应比较严重，医生为我开了维生素B$_6$，我觉得止吐效果很好，反正也是维生素，是人体必需的物质，为了不再呕吐我可以长期服用吗？

 A 孕妇为减轻妊娠反应可适量服用维生素B$_6$，但也不宜服用过多。孕妇如果服用维生素B$_6$过多，其不良影响主要表现在胎儿身上，会使胎儿产生依赖性，医学上称为"维生素B$_6$依赖性"。当小儿出生以后，维生素B$_6$来源不像母体内那样充分，结果出现一系列异常表现，如容易兴奋、哭闹不安、容易受惊、眼球震颤、反复惊厥等，还会出现1~6个月体重不增，如诊治不及时，将会留下智力低下的后遗症。

Q 怀孕快3个月了，我的体重非但没有增加，反而还下降了3斤，这正常吗？

 A 一般来说，在怀孕的头3个月中，体重应增加1千克~2千克，要是在头3个月中体重增加不够的话，要看孕妈妈是否患有失眠或厌食，如果其他都正常，那就不必为体重增加不足而担心，不妨在一天中多吃几餐，尤其多食健康食品，并用牛奶、新鲜果汁代替白开水。通常孕妈体重没有增加是因为妊娠反应导致食欲减退，以及体内激素发生变化而致新陈代谢过快所引起的。

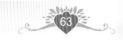

孕 **10** 周
孕激素让孕妈妈的情绪波动变大

在本周，孕妇的情绪波动会很大，这主要是受孕激素作用的结果。本周孕妈妈在体形上开始出现轻微的变化，但还不十分明显。子宫随着胎儿长大继续增大至孕妇自己拳头大小。体重增加，腰围增大，腹部绷紧，尿频、便秘的现象继续存在，白带增多，恶心呕吐等妊娠反应仍在发生。

到了妊娠第10周，胎儿头顶到臀部的距离可达到4厘米，形状像扁豆荚。重达5克。

此时胎儿因为大脑的发育非常迅速，所以头部与身体其余部分相比仍显得过大。这时候胎宝宝的手腕和脚踝发育完成并清晰可见。胎宝宝的手臂更长，肘部更加弯曲。胎宝宝的眼睛和鼻子清晰可辨，但是胎儿的眼皮黏合在一起，要到第24周后眼睛才会睁开。

20个微小的牙蕾正在牙根中形成。胎宝宝的大部分关节，包括手腕和脚踝都已形成，能分辨出分开的手指和脚趾。脚的长度大约有2.5毫米。胎宝宝的神经系统开始有反应了，许多内脏器官开始发挥作用。心脏发育完全，每分钟搏动140次。肺部、胃和肠道继续发育。肾脏已经迁移到了上腹部。

让科学的孕产书籍安抚孕期的不安

怀孕初期，多数孕妇会有程度不同的妊娠反应，如恶心、呕吐、厌食等，同时还会有气闷、腹胀、腰痛等不适感觉。妊娠反应大多会持续一段时间，这往往会弄得孕妇心情恶劣，烦闷不堪。

有些孕妇对怀孕没有科学的认识，易产生既高兴又担心的矛盾心理。她们对自己的身体能否胜任孕育胎儿的任务、胎儿是否正常总是持怀疑态度，对任何药物都会拒之千里，事实上最好是把你的担心说出来，依靠科学的手段来确定，而不要盲目担心，否则只会使你的胎儿在你的腹内变得更加不安。

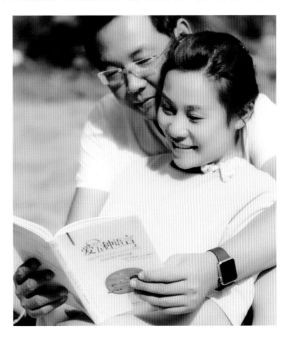

孕妇应该正确认识妊娠反应，保持心情舒畅，情绪稳定，保持心理平衡。平日多想一些愉快的事，多看一些科学的孕产书籍，学习有关知识，增加对自身的了解，增强生育健康宝宝的自信心，这样会有效缓解心理上的烦乱情绪。

TIPS

生育能力是女性与生俱来的，生产也是正常的生理现象，绝大多数女性都能顺利自然地完成，如存在一些胎位不正、骨盆狭窄等问题，现代的医疗技术也能顺利地采取剖宫产的方式将婴儿取出，最大程度地保证母婴安全。

多吃有利于胎宝宝大脑发育的食物

为获得健康聪明的后代，孕妇在孕期应保证合理的营养、平衡的膳食调配和科学的烹调方法，以满足孕期胎儿大脑发育所需的各种营养素。

人的大脑主要由脂肪、蛋白类、糖类、B族维生素、维生素C、维生素E和钙等营养成分构成。

孕妇的饮食营养对胎儿的智力有明显的影响。孕妇在孕期如果保证脂肪、蛋白类、糖类、B族维生素、维生素C、维生素E和钙等营养成分的摄取量，就能促进胎儿大脑细胞的发育。

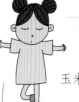

富含这几类营养素的食品主要包括大米、小米、玉米、红小豆、黑豆、核桃、芝麻、红枣、黑木耳、金针菜、海带、紫菜、花生、鹌鹑蛋、牛肉、兔肉、羊肉、鸡肉、草莓、金橘、苹果、香蕉、猕猴桃、柠檬、芹菜、柿子椒、莲藕、西红柿、胡萝卜等。

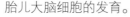

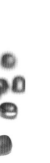

将一些益智健脑食品搭配食用，营养效果会更理想。如小米或玉米与红枣、黑豆煮粥，鹌鹑蛋与黑木耳、花生与芝麻搭配等。

了解羊水与胎儿的密切关系

羊水具有稳定子宫内温度、保护胎儿不受伤害及轻度的溶菌作用。分娩时，羊水则可明显缓解子宫收缩导致的压力，使胎儿娇嫩的头颈部免受挤压。羊水还可使羊膜保持一定的张力，防止胎盘过早剥离。羊水的作用是显而易见的。然而，羊水量应保持在适度的范围，过多、过少均会出现问题。

怀孕期间，羊水量超过2000毫升或羊水指数大于20称为羊水过多。羊水过多常常提示胎儿或母体方面存在着病变，常见的有胎儿畸形，如无脑儿、脑积水、脊柱裂、脐膨出等，也有可能是双胞胎所致，或是妊娠合并糖尿病、母儿血型不

合，或是提示胎盘过大等。

羊水过多属于高危妊娠，需要慎重处理，应根据孕妇症状、胎儿情况、羊水过多发生的时间以及发生羊水过多的原因等情况进行综合考虑和处置。

羊水量少于300毫升或羊水指数小于8称为羊水过少。羊水过少的发生率为0.4%～4%。羊水过少可以发生在怀孕的各阶段，以孕晚期最为常见。羊水过少也会发生意外。羊水过少，胎儿得不到应有的保护，外界一有"风吹草动"便直接波及胎儿，羊水则起不到"屏障"作用。

当子宫发生收缩时，宫内的压力直接作用于胎盘及胎儿，又会影响胎盘和脐血循环，导致胎儿供氧不足，甚至造成胎儿窒息死亡。羊水过少还会直接延缓产程，胎儿大多"姗姗来迟"，而且先天不足。一旦通过检查证实羊水过少，应及时采取措施，妊娠晚期难以纠正者应考虑引产，以防胎死腹中。

羊水过少的治疗也要先查明发病原因。如果羊水过少，胎儿经检查无畸形，孕妇没有严重并发疾病，可在大夫的指导下，通过快速饮水的办法增加羊水量。凡足月未临产而又属缺乏羊水的孕妇，可在2小时之内饮水2000毫升（约4碗水），如果仍然达不到要求，还可重复上述办法。这种办法安全、有效、简便、易行，也没有副作用，可在大夫的指导下进行。

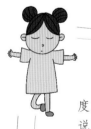

TIPS

B超检测羊水有两个指标：羊水最大暗区垂直深度和羊水指数。

1.羊水最大暗区垂直深度：羊膜腔内最深的羊水池的垂直深度，称为羊水最大暗区垂直深度（简称AFV）。当AFV大于8时，说明羊水过多；当AFV小于3时，说明羊水过少。

2.羊水指数：以孕妇的肚脐为中心点画两条垂直线，将孕妇腹部（实际是将羊膜腔）分为4个区，测定各区的羊水垂直深度，然后把4个数值加在一起算出的数值叫作羊水指数（AFI）。当AFI大于20时，说明羊水过多；当AFI小于8时，说明羊水较少；当AFI小于5时，说明羊水过少。

每周在线问答

Q 怀孕后我特别爱吃甜食，可是有人说过食甜食不利于身体健康，这是真的吗？

A 甜食热量过高，孕期不宜多吃。孕期如果吃太多的甜食，容易诱发多种疾病，如疥疮、痛肿，严重危害胎儿的生存环境，并使身体产生大量的丙酮酸、乳酸等酸性代谢物，进而影响胎儿健康，最常见的是诱发妊娠糖尿病，因此孕期还是应该少吃甜食。有的孕妈妈在孕前不怎么喜欢吃甜食，但是孕后却变得嗜好甜食了，这未必就是你的身体需要甜食，可能更是一种心理因素。如果你在孕期特别喜爱吃甜食，则需要节制一下。

Q 孕妈妈可以开车吗？

A 怀孕初期，孕妈体形变化不大，如果需要开车出行的话，要系好安全带，遵守交通规则，避免急刹车，长距离驾驶时，中途要注意休息。最好放弃长距离的驾驶。到了孕中、后期因腹部明显增大，开车会对腹部造成一定的压力，对胎儿有不利的影响，应尽量避免开车。

孕**11**周

躲过流产危险期，宝宝终于安全了

到了本周，孕妇的子宫随着体内胎儿的增长而增大，子宫上升到骨盆以上，足以填满整个盆腔，并可在耻骨中线上的下腹部触及。

到了妊娠第11周，胎儿头顶到臀部长可达到4厘米~6厘米，体重达到8克。胎宝宝的成长速度在本周越发惊人。

此时，胎宝宝所有的重要器官：脑、肺、肝、肾以及肠道，已经完全形成并开始迅速生长；在本周的最后，胎宝宝的身长将比上周增加1倍，不过头部占了大约一半。在闭合的眼皮内部，虹膜正在开始发育，耳朵的内部结构将在本周发育完全。

在本周胎宝宝的很多细微之处也开始出现，如手指甲出现，可清晰地看到胎宝宝的手指和脚趾等。同时胎宝宝的骨骼细胞发育加快，肢体加长，随着钙盐的沉积，骨骼变硬。从本周开始胎宝宝在今后的6个月中的主要任务就是让自己长得又结实又健康，为将来出生后能够独立生存做准备。

胎儿骨骼快速生长，钙的需求增加

从现在开始，胎儿的骨骼细胞发育加快，肢体慢慢变长，逐渐出现钙盐的沉积而使骨骼变硬。此时胎儿需从孕妈妈体内摄取大量的钙。如果孕妈妈钙摄取不足，就会动用自己骨骼中的钙，使钙溶出，导致孕妈妈出现骨质疏松，孕后期还会引起小腿抽筋等问题。

此外，孕妈妈缺钙，还会影响自身和胎儿的牙齿。人类牙齿的发育从胚胎第6周就开始了，乳牙的最早钙化发生在胚胎第13周。缺钙会影响将来宝宝牙齿的坚

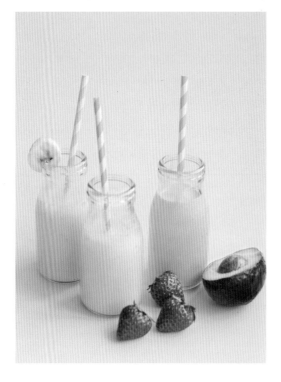

固性，更容易发生龋齿，还会增加先天性佝偻病的发生率。孕妈妈如果缺钙，自身的牙齿也会出现松动现象。

为了满足胎儿及自身的需要，孕妈妈在怀孕前及怀孕早期每天应补充钙质800毫克，怀孕中期每天应补充钙质1100毫克，孕后期应补充钙质1500毫克。鲜奶、酸奶及各种奶制品是补钙的最佳食品，既含有丰富的钙质，又有较高的吸收率。虾米、小鱼、脆骨、豆类及豆制品和蛋黄也是钙的良好来源。

孕激素让你的头发更需精心保养

在妊娠期间雌激素的增多，则会使头发更加丰厚、更健康，许多平时头油极多的妇女在怀孕时，反而变得不再多油了。有些孕妈妈在孕期的头发光洁、浓密、服帖，并且很少有头垢、头屑。但是如果因此忽视了头发的护理，便会造成产后脱发的后果。所以，孕妈妈要认真护理好自己的头发。

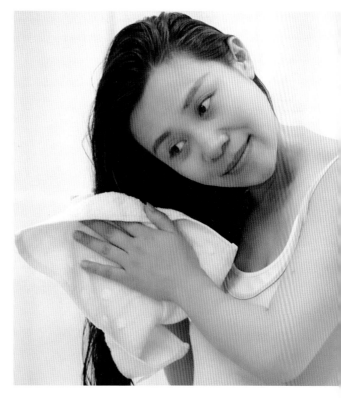

由于孕妈妈的皮肤比原来更加敏感，为了防止刺激头皮，影响胎儿，孕妈妈要选择适合自己发质且性质温和的洗发水。如果原来使用的品牌性质温和，最好能沿用，不要突然更换洗发水。特别是不要使用以前从未使用过的品牌，防止皮肤过敏，发质变干的孕妈妈可以对头发进行营养护理，同时通过经常按摩头皮来促进头部血液循环。

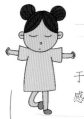

TIPS

洗头后不要用吹风机吹干头发，可以用干发帽、干发巾，由于干发帽的吸水性强、透气性佳，所以很快就能弄干头发，以防感冒。

孕妈妈也要正确保养皮肤

孕期因为激素使皮肤失去光泽或皮肤的类型有所改变。因为此时新陈代谢旺盛，汗和皮脂多，皮肤变得敏感。稍不注意皮肤就变得粗糙，所以要勤于保养皮肤。

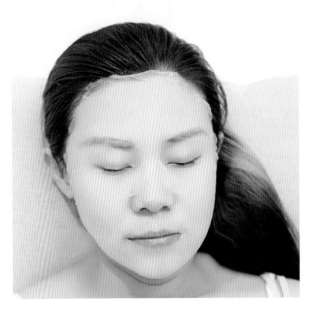

孕期的皮肤保养，主要是洗脸和沐浴。早晚两次仔细地洗，使用对人体没有刺激作用，能滋养肌肤的洗面、沐浴品，擦出泡沫来，洗干净后，搽上少量刺激性小的面霜。夏天容易出汗，要增加洗脸次数。这不光是为了去掉油垢，也可使心情爽快。

由于激素的作用，脸上容易出现雀斑。一般在产后就好了，不必十分介意。外出时，应避免强烈的直射阳光照射脸部，外出最好戴上帽子或使用遮阳用具。

TIPS

有的孕妈妈在怀孕时脸上会出现一些斑，便想使用一些美白霜来祛斑，其实这种做法是非常不妥当的，因为不少具有美白作用的化妆品都含有一定的铅。铅虽然有一定的增白效果，但容易被人体吸收，并能够通过胎盘进入胎儿体内，危害胎儿神经系统的发育。

每周在线问答

Q 我怀孕快3个月了，因为是秋天，每天晚上盖的不多，最近几天夜里老是腿肚子抽筋，不知道是因为缺钙还是天冷的原因，要如何缓解这种情况呢？

A 由于缺钙、受寒、疲劳等原因，很多孕妈妈会发生小腿抽筋的现象。如果抽筋是缺钙引起的，孕妈妈要在医生的指导下通过服用钙剂来补钙。孕妈妈可以通过多吃富含钙的食物来补充钙，如奶制品、豆制品、虾皮、虾米、泥鳅、海带、紫菜、木耳、口蘑、芝麻等，这些食物中含有丰富的钙。如果抽筋是受寒引起的，孕妈妈应注意保暖。如果每晚临睡前用温水泡一下脚，夜间发生抽筋的次数就会少得多了。如果抽筋是疲劳引起的，孕妈妈可以在条件允许的情况下，每天抽出一点时间锻炼身体，增强肌肉的活力，防止肌肉过度疲劳。

Q 问：为什么医生建议怀孕补钙的同时还要注意补维生素D？

A 从孕11周开始，胎儿的骨骼细胞发育加快，肢体慢慢变长，逐渐出现钙盐的沉积，骨骼变硬。此时胎儿就要从妈妈体内摄取大量的钙质，如果孕妈妈钙质摄取不足，自己的骨骼等处的钙质就会消耗，以补充血钙的不足来供给胎儿。但是补钙的同时还要注意维生素D的摄入。因为缺乏维生素D会使钙元素吸收不良，致使胎儿缺钙而影响骨骼的正常发育。

维生素D的来源有两个：一个是从动物肝肾、柑橘类水果、蛋类等食物中摄取的内源性维生素D；另一个是晒太阳，让皮肤在阳光中紫外线的刺激下制造内源性维生素D。

孕妈妈从现在开始就要多喝牛奶，每天多吃一些高钙食物，适当进行室外活动，多接触日光照射。

孕12周
脑细胞迅速增长的第一个阶段

孕妈妈的体重会增重0.9千克左右，腰围明显增加，子宫已经变大到能在肚脐和耻骨联合之间摸到。乳房变大，乳头、乳晕的颜色变深，是时候更换比以前大一号的内衣了。如果孕妈妈的工作需要长时间坐立，那么会明显感到臀部变宽了，甚至还会觉得尾骨有时会有些许疼痛。有的孕妈妈会出现妊娠线或者妊娠斑，不要担心，这些症状在生完宝宝以后就会变淡或消失。

胎宝宝发育状况

妊娠第12周，胎宝宝大约长65毫米，23克重。脸部五官也能辨认得更清晰了——双眼开始长在头部两侧，现在已经定型在眼窝里；耳朵的外部结构也开始发育完全，并移动到属于它的"正确"位置上。让人惊喜的是，他现在可是全面手，会微笑、能皱眉，甚至还会打哈欠。现在的胎宝宝正舒舒服服地在孕妈妈的子宫里四处"游逛"，动动胳膊，吸吸手指，或者做个用双手捂脸的害羞动作，玩得不亦乐乎。

第一次正式产检的时间到了

孕妈妈初次建档的产检包括B超、白带常规、妇科检查、胚胎发育情况，以及测量血压、体重，了解心、肝、肾的功能，血常规、尿常规、血型等。常规的情况是建档后每4周产检一次，28周后每2周产检一次，36周后每周产检一次直到分娩。

常规产检项目

第一次产检，医生一般会让孕妈妈建立妊娠期保健手册，并且确定孕周，推算预产期，预估妊娠期高危因素。常规检查会有血压、体重指数、胎心率、血常规、尿常规、血型（ABO和Rh）、空腹血糖、肝功能和肾功能、乙型肝炎病毒表面抗原、梅毒螺旋体、HIV筛查、心电图。没有做过婚前检查、孕检的孕妈妈，还会增加地中海贫血筛查，家中养宠物的人，还需要增加寄生虫的检查。

重点产检项目：NT

胎儿颈项透明层简称NT，是指胎儿颈后部皮下组织内液体积聚的厚度。临床研究发现，厚度增加，发生胎儿异常的可能性也增加。NT测定，正在成为产前筛查胎儿染色体异常的有效方法之一。NT如果超过3毫米，常提示有不良胎儿结果，需要重点记录，便于在后期的唐氏筛查（孕15～20周）和四维彩超（孕24周）排畸检查时提示医生重点关注。

NT检查能提示风险，医生会建议唐氏综合征高危人群（大于35岁的高龄孕妇、以前分娩过唐氏儿或有分娩唐氏儿的家族史）做颈后透明带扫描。

TIPS

孕妈妈要根据自身需要选择适合自己的医院建档。公立医院经验丰富、疑难杂症处理能力强，但相对人多、床位紧张。而私立医院设施优越，服务贴心，但费用相对较高。

很多大城市的妇产专科医院生孩子建档的都是人满为患，为了保证及时建档，请尽量提前去所要建档的医院进行咨询，以免错过医院要求的建档时间。在北京，好多医院在孕4～6周就要求提交材料建档。

B超检查会伤害胎宝宝吗

很多孕妈妈会担心，B超检查会不会对胎宝宝有伤害？事实上，孕期B超产检是必做的项目，选择合适的时机进行B超检查，不但不会伤害胎宝宝，还能有效排查疾病，更好地帮助胎宝宝健康发育。尤其是在怀孕早期出现以下情况时应做B超检查：

1.有先兆流产现象，且阴道出血时间长，B超检查能够了解胚胎是否存活，是否有必要继续保胎。

2.出现下腹部疼痛，B超检查可以排除宫腔外怀孕或怀孕合并肿物，让自己放心。

3.平时月经不正常的孕妈妈，需要在早期B超检查了解胚胎发育情况，估计怀孕周数，排除多胎可能。

孕期B超检查时间表

检查次数	时间安排	检查目的
早期B超检查	应在3个月以内完成	确定是否妊娠、妊娠的位置及孕囊大小与停经时间是否符合，为预产期的估计提供可靠的依据，并及时发现胚胎发育的异常情况。确定孕周、是否为宫内妊娠以及检查胎儿颈部NT数值
第2次B超检查	孕24周	观察胎儿各组织器官发育有无异常，及时发现胎儿畸形，如先天性心脏病、无脑儿、脑积水、脊柱裂、腹壁缺损、四肢短小、多囊肾、消化道闭锁等
第3次B超检查	孕28周	这一阶段进行排畸检查，采用三维或四维彩超可以检查到绝大多数的胎儿畸形，如颜面部、四肢、大脑、内脏器官、心脏畸形等
第4次B超检查	孕36周	为补充排畸及胎儿生长发育情况的检查，查验胎儿是否有生长受限、羊水及脐带情况等
第5次B超检查	孕38周	了解胎儿在子宫内的安全情况。检查胎盘成熟度、胎儿生长发育情况
第6次B超检查	孕40周	了解胎儿在子宫内的安全情况。检查胎盘成熟度、胎儿生长发育情况

学会分析孕期B超数据

孕期通过B超判断胎儿的发育情况是较有参考价值的一种方法，孕妇在做B超的时候会看到检查报告上有一些数值，这些数值就是告诉你胎宝宝的发育大小。

数据	意义	附注
胎囊	时间：胎囊只在怀孕早期见到 大小：孕1.5个月时直径约2厘米，2.5个月时约5厘米 位置：胎囊位置在子宫的宫底、前壁、后壁、上部、中部都属正常 圆形或椭圆形	如胎囊为不规则形、模糊，且位置在下部，孕妇同时有腹痛或阴道流血时，可能有流产的危险
胎头	形态：轮廓完整为正常，缺损、变形为异常，脑中线无移位和无脑积水为正常 大小：按一般规律，在孕5个月以后，基本与怀孕月份相符，也就是说，孕28周时孕期B超数据BPD约为7.0厘米，孕32周时约8.0厘米，以此类推。孕8个月以后，平均每周约增长为0.2厘米为正常	BPD代表胎头双顶径，怀孕到足月时应达到9.3厘米或以上
胎心	有、强为正常 频率：胎心频率正常为每分钟120~160次	无、弱为异常
胎动	有、强为正常	无、弱可能表示胎儿在睡眠中，也可能为异常情况，要结合其他项目综合分析
胎盘	位置：说明胎盘在子宫壁的位置；胎盘的正常厚度应在2.5厘米~5厘米 钙化一项报告单上分为Ⅲ级： Ⅰ级为胎盘成熟的早期阶段，回声均匀，在孕30周~32周可见到此种变化； Ⅱ级表示胎盘接近成熟； Ⅲ级提示胎盘已经成熟。越接近足月，胎盘越成熟，回声不均匀	

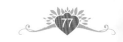

数据	意义	附注
股骨长度	指胎儿大腿骨的长度	正常值与相应的孕期B超数据BPD值差2厘米~3厘米
羊水	医院大多是通过"羊水指数法"来确定羊水量是否正常,一般将子宫分为四个区,分别测量每个区中羊水的最大深度,相加后求和,总和值在8厘米~20厘米为正常	超过24厘米为羊水增多,少于8厘米为羊水减少
脊椎	胎儿脊柱连续为正常	缺损为异常,可能脊柱有畸形
脐带	脐带漂浮在羊水中为正常	如在胎儿颈部见到脐带影像,可能为脐带绕颈

下面这些孕期B超数据中出现的字母意义,孕妈妈们掌握了之后,就可以更方便地了解自己的胎宝宝的发育情况了。

BPD:双顶径

TCD:小脑横径

HC:头围

AC:腹围

FL:股骨径

FTH:胎儿腿部皮下脂肪厚度

FUH:宫高

AFI:羊水指数

MVP:最大垂直羊水池

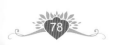

孕期要远离噪声污染

噪声对孕妇和胎儿都会产生危害。

噪声的危害有哪些

	胎儿	孕妇
危害一	强烈噪声很可能使胎心加快，胎动增加，对胎儿极为不利，会导致胎儿发育不良、新生儿体重不足等问题	孕初期：可出现恶心、呕吐等反应，有些人的反应特别剧烈，以至于影响进食，有的甚至需要输液治疗
危害二	胎儿内耳受到噪声的刺激，能使脑的部分区域受损，并严重影响智力的发育	孕后期：可能会得"妊娠高血压疾病"，主要表现是血压高、水肿和蛋白尿
危害三	噪声可以间接干扰胎儿发育，甚至直接作用于胎儿的遗传基因，引起突变致畸	影响中枢神经系统：使孕妇内分泌功能紊乱，严重者可诱发子宫收缩而引起早产、流产等

噪声的划分标准

分贝	30分贝～40分贝	50分贝～90分贝	90分贝～130分贝	130分贝以上
人体感受	舒适、平和	难过、焦虑，影响睡眠	耳朵发痒、疼痛	耳膜破裂、耳聋

胎宝宝需要安静环境成长，怀孕期间理想的声音环境是10分贝～35分贝。孕妈妈应尽可能地远离噪声，不去机场、火车站、汽车站、歌厅、迪厅等噪声严重污染区，更不要自己在家里收听震耳欲聋的摇滚乐。

噪声会影响优生，孕妈妈可以有意识地在生活和工作中把接触噪声的机会降到最小限度，避免噪声环境对胎儿的负面影响。

食补DHA，慎服营养素制剂

科学研究证明，DHA有益于胎儿健康发育。

促进脑发育

DHA对胎宝宝的主要作用在于促进大脑发育。孕期DHA能优化胎儿大脑锥体细胞磷脂的构成成分，尤其胎儿满5个月后，需要母体供给胎儿更多的DHA。

促进视网膜成熟

DHA不仅对胎儿大脑发育有重要影响，而且对视网膜光感细胞的成熟有重要作用。孕妇在孕期可通过摄入DHA，然后输送到胎儿大脑和视网膜，使神经细胞成熟度提高。

但是，如果长期大量补充含DHA的营养素制剂，孕妇容易出现维生素D过多症：食欲减退、皮肤发痒、毛发脱落、眼球突出，血中凝血酶原不足及维生素C代谢障碍等症状。因此，为使胎宝宝健康成长，孕妈妈最好多吃富含DHA的食物，例如海鱼、孕妇奶粉等皆可，每周2~3次为宜。如需服用人工合成的DHA营养素制剂，当遵医嘱。

TIPS

孕妈妈一般从孕3月就可以开始吃DHA，因为从孕3月一直到出生后6个月是宝宝细胞和脑神经的生长期，是大脑发育的关键时期。

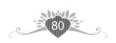

每周在线问答

我这段时间尾骨酸疼，经常感觉疲惫，尤其是从坐着站起来的时候，痛感特别明显，请问该怎么办呢？

孕妇感觉到腰部疼痛，是因为子宫增大，而孕妇身体还未适应造成的。可以试试在尾骨部位热敷，但注意时间控制在10分钟～15分钟为宜，洗澡水温在38℃以下为宜。同时，注意改善自己的生活工作习惯，不要长时间保持坐姿不动，适当地散散步，活动活动，会让情况得到很大改善。

通过B超检查，医生说胎儿已经看起来像个小人儿了，现在可以开始胎教了吗？

现在胎儿的身体已经发育得初具规模，通过B超可以看到胎儿越来越清晰的面部和身体动作，孕妈妈应该了解胎儿现在处于神经细胞增殖期，这一时期，如果孕妈妈积极为胎儿创造良好的环境，如通过听觉的声音、音乐和视觉的色彩、景色等刺激，可以使孕妇自己内心得到享受，充分体会到美好、欢乐，当孕妈妈沉浸在轻松愉快的情绪中时，身体各项功能达到最佳状态，自然也会让胎宝宝健康发育。

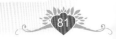

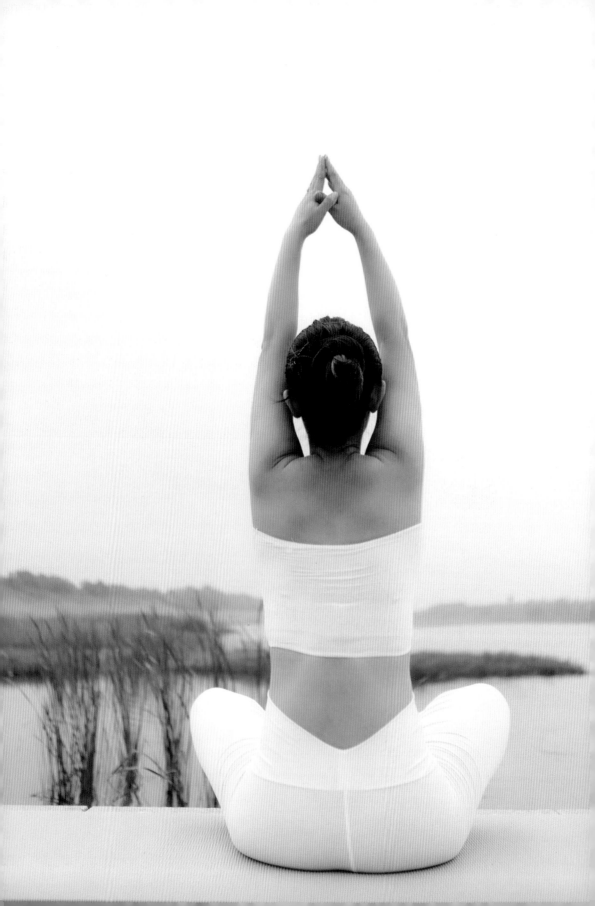

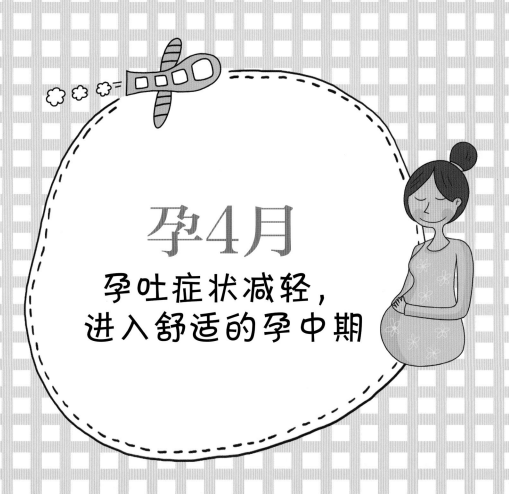

孕4月

孕吐症状减轻，
进入舒适的孕中期

孕13周
增重期开始了

孕妈妈体态变化

　　度过了孕早期，现在孕妈妈进入了平稳的孕中期，这周大部分孕妈妈的身体会悄悄增重，胸、腹、臀都有明显变化——乳房比过去增大，有的孕妈妈乳晕颜色也加深了，还会在乳头渗出淡黄色的乳汁，不用担心，这些都是正常的，只要更换质地柔软的大号内衣保持舒适即可；看到自己腹部隆起更加突出，臀部也有所变宽，孕妈妈可以放心，这都是身体在储存脂肪，为宝宝的出生做准备。

胎宝宝发育状况

　　本周胎宝宝开始通过脐带从母体摄取营养物质，以奇迹般的速度生长着，身长大约有7厘米~10厘米，重约25克，双顶径约为2.52厘米，腹围约为6.90厘米，股骨长约为1.17厘米。小脸蛋看上去更加漂亮——虽然眼睑还是闭合的，但是双眼更加靠近了，嘴唇出现明显的张合动作。胎宝宝的骨骼发育飞快，有些胎宝宝甚至出现了小小的手指甲。

各种电器辐射到底有多少

科学界普遍认为，长期接触低于0.2微特斯拉的电磁辐射是安全的。虽然大部分电器会产生超过2微特斯拉的辐射，但只要注意合理使用，孕妈妈们完全可以规避辐射，让家电更好地为自己服务。

电器	辐射指数	辐射值测定	使用注意
电吹风	★★★★★	距离电吹风风口5厘米的地方，辐射值达到15.48μt； 靠近电吹风的机身部分，辐射值达到18.49μt	减少使用次数，掌握使用距离
电热毯	★★★★☆	当打开电热毯的时候，辐射值为16.69μt	提前预热，睡眠时关闭
手机	★★★★☆	待机情况下，手机的辐射值为0μw/cm² 在呼叫的过程中，手机辐射值瞬间达到301μw/cm²	使用专用耳机和麦克风接听电话，尽量减少通话时间
电磁炉	★★★★☆	距离电磁炉10厘米处 辐射值19.74μt； 距离电磁炉30厘米处 辐射值0.94μt； 距离电磁炉50厘米处 辐射值0.15μt；	使用时请保持半米距离
微波炉	★★★☆	顶部辐射364μw/cm²；侧面辐射值132μw/cm²； 背部辐射259μw/cm²；正面辐射值393μw/cm²	微波炉不要放在卧室里，开启微波炉时，人不要站在旁边，微波炉不用时要拔掉电源。
台式电脑	★★★☆	距离机箱20厘米处辐射值为零； 贴近机箱辐射值为10.03μt	与电脑保持安全的距离、控制使用时间
笔记本电脑	★★☆	距离笔记本电脑30厘米处，辐射值显示为零； 15厘米处辐射值显示依然为零； 贴近笔记本边缘的时候，辐射显示为1.6μt	保持安全距离
冰箱	★☆	贴近冰箱的正门辐射值为0.05μt； 稍微远离辐射值就为零	正常使用即可
液晶电视	★☆	距离液晶电视屏幕30厘米远时，辐射值为零； 距离20厘米远时，辐射值为零； 距离10厘米远时，辐射值为0.03μt； 距离5厘米远的时候辐射值为1.39μ； 贴近屏幕辐射值则会达到16.04μt	保持2米以上距离，不要连续看电视超过两小时

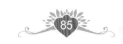

防辐射服到底有用没用

任何温度高于绝对零度的物体都会产生辐射，只是有类辐射能使原子电离，称为电离辐射，比如阿尔法射线、贝塔射线、伽马射线，还有X光。这类电离辐射可以直接杀灭或损伤细胞，甚至改变DNA结构，造成遗传上的影响，对人体的危害是显著的。

除此之外的辐射都是非电离辐射，从红外线、可见光到各种无线电波，这类非电离辐射作用于生物体上最显著的效应就是加热。目前没有证据表明日常非电离辐射会导致孕妇流产率、胎儿畸形率的提高，也没有证据证明会导致新生儿出生体重过低；只有很微弱的证据表明某些日常非电离辐射与某些疾病的发病相关。

国家目前还没有为防辐射服装制定质量标准，在没有国家标准的情况下，来判定孕妈妈的防辐射服有多大的效果是很不科学的。只能说，对于手机、电脑、微波炉等家用电器发出的电磁辐射，孕妈妈防辐射服可能会起到一点作用，但效果并不显著。因为在我们生活中，发光、发热的东西都会产生不同程度的辐射，这些辐射也是不可避免的；各人体质不同，辐射对其伤害程度也不同。

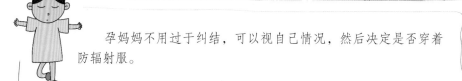

孕妈妈不用过于纠结，可以视自己情况，然后决定是否穿着防辐射服。

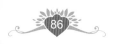

控制好体重增长幅度

孕期检查中，医生会说明增加多少重量对胎宝宝和孕妇才是最合适的，在孕期，孕妈妈经常会陷入一个误区，认为体重增加得越多越好。殊不知，如果孕期体重增长过多，会增加孕妇患妊娠高血压疾病和妊娠糖尿病的风险。

根据孕妈妈自身体形的不同，孕期体重一共增加的标准范围也不一样。国际上通用的体重指数BMI，是衡量是否肥胖的重要指标。孕妈妈可以根据孕前体重，按以下公式计算自己的BMI指数，再确定孕期的增重标准。

BMI=体重（千克）/身高（米）^{2}

孕期孕妈妈增加体重的分布

重量的分布	增加的重量
子宫变大	1000克
胎盘	650克
乳房增大	每个大约400克
孕妈妈的血液、组织液的增加和羊水	4000克

怀孕前的BMI	怀孕期间体重增加的范围
偏低（小于19.8）	12.5千克~18千克
中等（19.8~26）	11.5千克~16千克
高（大于26）	7千克~11.5千克

正常孕妇怀孕头3个月，体重每月增加0.5千克左右。此后，体重每月增加不宜超过2千克，而且一周不要增重超过0.5千克。妊娠7~8月时，体重增长速度开始逐渐放慢。整个怀孕期间，孕妈妈的最佳增重值为11千克左右。

不合适的内衣带来的危害

由于孕期激素分泌状况的改变，孕妈妈在孕期的头两个月时，视体质不同，乳腺会出现不同程度的发育，到孕3~5个月时，乳房增大越发明显。同样，孕妇的臀围也会逐渐变宽，臀部越来越明显地增大。这段时间如果文胸和内裤过于紧小，将会给孕妈妈的身体带来损害。

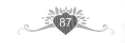

肩背疼痛、影响心情

原来的胸罩变紧，有可能会造成乳房变形，甚至因为经常被肩带压迫而觉得颈肩酸痛、僵硬，加重孕期负担，影响孕妇心情。

乳房下垂、影响美观

怀孕时期的乳房下半部朝腋下方向扩大，如果这一时期不能很好地、适当地撑托胸部，乳房纤维组织就可能膨胀扩生产生"副乳"，同时出现乳房下垂、皮肤妊娠纹。

> **TIPS**
>
> 假使孕妈妈在穿着内衣时发现乳房不能被罩杯充分包住、紧绷不舒适、压胸等情况出现，就说明内衣过于紧小，需要更换；同样，如果发现内裤紧绷、勒缚、不舒服，就说明内裤尺寸和款式不合适，需要更换。

私处护理的宜与忌

孕期免疫力相对低下，而且激素分泌发生变化，孕妈妈分泌物增多，阴道pH改变，容易患真菌性阴道炎、滴虫性阴道炎、细菌性阴道炎，易感染衣原体、支原体。一旦引发宫内感染，可能导致早产等严重后果，危害胎儿健康。所以，孕期的私处需要重点呵护。

孕期私处清洁小妙招

温水淋浴：阴部皮肤容易存留尿、便残液，清洁去污是孕妈妈必做的功课，对于孕妈妈来说，温水淋浴阴部是最好的方式，淋浴时不需每次都使用清洁沐浴液，用温水冲洗1分钟左右就可以了。

日光晾晒：孕期分泌物增多，经常换洗内裤有助于保持外阴洁净。内裤在日光下晾晒有助于杀灭细菌，保持健康。

孕期私处清洁两不要

不要自行用药物冲洗阴道：自己盲目采用药物冲洗阴道，容易在冲洗时过于

深入阴道，引起先兆流产或流产。

不要过度清洁：过度清洁私处会破坏会阴部皮肤自身的保护膜，破坏阴道内部自洁系统，引发阴部干燥，乃至瘙痒。

用逛街代替散步

逛街是女人的天性，孕妈妈适度逛街是有利无害的。既可以在琳琅满目的商品选购中舒缓情绪，又可以在逛街的过程中增加运动量、锻炼身体，同时，孕妈妈在情绪愉悦的状态中，有利于调整呼吸、血压、心率，促进胎宝宝健康发育，何乐而不为呢？

首先，逛街时间的选择。孕妇逛街应在气候温和，自身休息充分、体力充沛时进行。并且要避免在流行病爆发期外出，以免感染疾病。

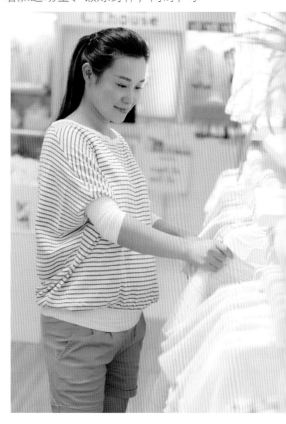

其次，逛街场所的选择。不要去嘈杂拥挤的集市，以免碰撞拥挤。不要在刚刚装修过的商场内滞留，油漆、胶合板、刨花板、泡沫填料、内墙涂料、塑料贴面等化学污染物可是对胎宝宝有致命损害的。

再次，逛街着装的选择。逛街时着装优先考虑舒适度，质地柔软、款式宽松为佳，并且要穿着平跟鞋，孕妈妈先要和心爱的高跟鞋说再见了。

商场等环境中细菌较多，逛完街后，孕妈妈一定要记得立即清洗手、脸等暴露部位，有条件的情况下还可以静卧听听音乐，由准爸爸按摩双脚，缓解逛街的疲劳。

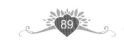

每周在线问答

Q 怀孕以前我的私处分泌物一直都很正常，没有异味，但是这段时间分泌物很多，经常有阴部瘙痒感，每天清洗之后还是很难受，请问该怎么办呢？

A 怀孕后分泌物增多是正常现象，因为在雌激素的影响下，阴道上皮细胞及宫颈腺体分泌旺盛，致使阴道分泌物增多。表现为阴部常有阴道分泌物，且阴道分泌物通常为乳白色，无味无刺激，这是生殖系统健康的标识。孕期阴道不适症多与生活习惯和饮食习惯有关，熬夜、长期伏案工作、不爱喝水，爱吃辛辣食物等，都容易导致私处健康出现毛病。所以，一旦孕妇有瘙痒不适感，首先要正常清洁私处，其次还要养成规律的生活习惯，调整自己生活作息规律：平时要多饮水，少吃辛辣食物，注意休息，合理开展适度的锻炼，增强身体免疫力。

Q 人们都说怀孕后很难瘦下去，现在我怀孕4个月以来体重已经长了接近7千克，很担心产后瘦不下来，现在可以节食，少吃东西吗？

A 爱美是女人的天性，孕妈妈也不例外，可是孕期节食会影响胎宝宝的健康发育，十分不可取。孕妇可以通过注意调整饮食来减缓体重上升的幅度，因为孕妇体重增加过多，会增加患妊娠高血压疾病、妊娠期糖尿病综合征的风险。

日常饮食中少吃甜食，如巧克力、糖果、蛋糕、奶油等高脂肪高热量高糖分的食物，多吃含维生素、蛋白质丰富的食物，如牛奶、谷物、豆类、水果、海产品等。相信随着饮食结构的调整，你的体重问题就不会再困扰你了。

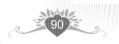

孕14周
男宝宝、女宝宝有了明显区别

孕14周时，孕妈妈体重继续增加，胸、腹、臀的增大趋势保持不变，乳房更大，乳头乳晕颜色加深，腹部隆起越发明显，总的来说，身材更加丰满了，有些孕妈妈会有白带增多的情况，那是孕妈妈的分泌物中阴道脱落上皮细胞增多造成的，不用担心，是正常的。准备更换漂亮的孕妇装，做个让人羡慕的孕妈妈吧！

这一周里，胎宝宝又长大了许多——身长可达10厘米~12厘米，重约28克，双顶径约为2.83厘米，腹围约为7.77厘米，股骨长约为1.38厘米。五官更加清晰了，眼、口、鼻、耳都越发明显。男女宝宝的生殖器发育雏形初现，可以通过B超看到明显差别。

参加孕产学校

孕妈妈在孕产期的各个阶段经常出现心理、生理以及适应力的问题，这些困扰不仅影响孕妈妈的健康生活，而且容易影响到产后母乳喂养意愿和母婴健康水平。所以，孕4月的孕妈妈多了解一些相关保健知识很有必要，对缓解孕期焦虑、舒缓情绪十分有帮助。

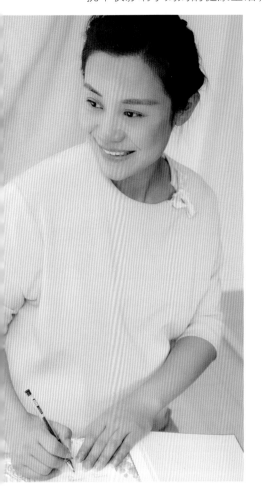

通过参加孕产学校、孕产学习班、自学等方式，准爸爸、孕妈妈可以在产前、产时及产后随时、及时地得到更人性化、具体化的科学指导，提升母婴健康水平，拥有聪明、健康的小宝宝！

方式	特点	效果
孕产学校、孕产学习班	规范系统、科学性强	孕产学习班以"母婴保健基本知识与技能"为核心开展健康教育,传递规范、系统、科学的孕产保健知识,为年轻夫妇学习妊娠、分娩和科学育儿基础知识搭建起交流、沟通的平台,在孕产期保健中具有重要作用
向经产妇学习经验	轻松自然、操作性强	和经产妇聊天,有助于孕妇舒缓紧张感,了解孕产期间相关知识,易于掌握
通过网络、书籍自学	方便简单、信息量大	书籍和网络提供充分的信息来源,信息量大,可以随时进行,方便孕妈妈了解孕产知识

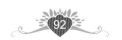

孕期游泳运动的利与弊

随着怀孕月份的增加，很多孕妈妈出现腰腿疼痛、坐骨神经疼等身体不适，这时除了日常散步，适度增加体育锻炼是十分必要的。游泳是一项能够预防孕期疼痛、改善孕妇心情，增强孕妇体质的运动，只要合理科学地游泳，对孕妈妈和胎宝宝都是极好的。

利处	1.改善心肺功能，增加肺活量，有助于分娩时的憋气用力，缩短产程
	2.增加身体的柔韧性，通过在水中体位的变化，可以纠正胎位，促进顺产
	3.增强体力，全身肌肉得到锻炼，既强健了孕妇的体质，又有利于胎儿发育
	4.促进血液循环，更好地运送胎儿发育所需的营养物质，并将胎儿排出的废弃物排出
	5.改善情绪，减轻妊娠反应，减少孕期头痛，对胎儿神经系统的发育也有良好的影响
	6.减少胎儿对直肠的压迫，并促使骨盆内血液回流，消除瘀血现象，有利于防止便秘、下肢水肿和静脉曲张
弊处	1.水温过高或过低容易早产
	2.孕妇若无人陪伴游泳，如果防滑不当容易摔倒
	3.饮用水准备不充分，容易造成孕妇脱水
	4.孕后期游泳易造成羊水早破、宫内感染

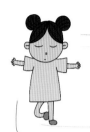

TIPS

孕妇游泳不要超过1小时，游泳距离控制在300米～400米。

孕期旅行的注意事项

经由妇产科医生评估健康状况，确认自己孕期稳定后的孕妈妈可以给自己安排一个小小的旅游规划。

合理选择旅游时间

孕早期和孕后期都不建议孕妈妈出门远游。因为孕早期是流产的高发期，不宜颠簸劳累，孕后期行动不便。

孕中期即孕14～28周为最佳外出旅行阶段，最适合孕妈妈出门游玩。因为这时孕妈妈逐步适应了怀孕后身体的变化，机体功能状态最好，发生流产或早产的可能性最小。

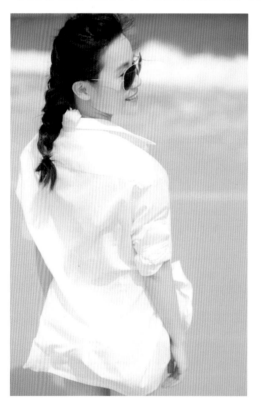

科学选择旅游的目的地

短途旅游为佳，过于劳累是孕妈妈的大忌，所以短程游玩是首选。

人少的自然风景区、度假村为佳，避开拥挤的人群可以有效降低孕期感染流行病和发生碰撞引发早产的概率。

选择健康的旅游日常用品

衣：穿脱方便的服装为宜，注意防晒、保暖，平底鞋为宜。

食：干净的食物为宜，水果、蔬菜为宜，忌吃生冷食物。

用：随身携带孕妇产前检查手册，保健卡，平时做产前检查的医院和医生联络方式。

行：在交通工具上，孕妈妈要充分休息。途中必须系好安全带，有条件的情况下保持每小时起身活动十分钟左右。

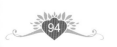

缓解孕期牙龈出血的巴氏刷牙法

孕期常会有孕妈妈牙龈红肿、疼痛、发亮、易出血的症状。常见在孕2月发病，孕8月后症状加重。

牙龈出血的原因

激素增高

体内雌激素、孕激素显著增多，促使牙龈组织改变，毛细血管扩张，弹性减弱，致使血液淤积，引发牙龈炎。

口腔卫生不足

孕期口腔清洁工作不够，食物残渣滞留、细菌大量繁殖，引发牙龈炎而造成牙龈出血。

其他原因

没有掌握正确的刷牙方法，或牙刷选用不当，或锋利物品的边缘刺激造成牙龈出血。

牙龈出血的危害

发展成牙周炎，感染损伤孕妈妈支撑牙齿的骨头和其他组织。（据相关科学研究，孕期并发症——先兆子痫与慢性牙龈病确有一定关联）。孕妈妈若患有严重的牙龈病，没有及时有效治疗，会增加早产风险。

巴氏刷牙法

1.先刷上、下排牙齿的外侧面，把牙刷倾斜45°向牙根方向，放在牙龈边缘的位置，轻压，让刷毛进入龈沟；以2~3颗牙齿为一组，来回移动牙刷，至少颤动10次，再移至下一组2~3颗牙；

2.刷牙齿的内侧面，重复以上动作；刷门牙舌、腭侧面的时候，牙刷要竖放，用适中的力度从牙龈刷向牙冠，并指向及进入龈沟；

3.刷咀嚼面，把牙刷放在咀嚼面上前后移动。

每周在线问答

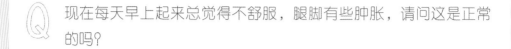

Q 现在每天早上起来总觉得不舒服，腿脚有些肿胀，请问这是正常的吗？

A 　怀孕进入中期后，很多孕妈妈都会有下肢水肿的症状出现，不用太担心，这是因为怀孕后代谢功能不能满足身体需求造成的。首先孕妈妈需要注意自己的饮食，这段时间注意盐分的摄入不要过多，食品中盐分不能过高，同时应该适当食用一些利尿的食物，如冬瓜等；其次，注意劳逸结合，既要注意卧床休息，又要适当开展一些运动，用适度的体能锻炼来促进身体代谢功能变强，这样既可以减少水肿现象的出现，也可以为以后分娩提早打下好基础。

Q 最近很爱拉肚子，可以吃药治疗吗。如果不可以，该怎么办呢？

A 　腹泻是个相对严重的问题，在孕早期、中期和后期都不能忽视，因为腹泻容易导致流产和早产。如果目前胎儿发育状态比较稳定，单纯的孕妇腹泻，可以先调节饮食，吃养胃的食物，喝些水。如果腹泻严重，就要马上去医院妇科就诊，咨询临床医生，具体了解自己的病情和治疗方案，绝对不可以自己随便用药，以免伤害到胎儿。

孕15周
进行唐氏综合征筛查

孕妈妈的体重平均增长约1.7千克，孕妇会发现自己很难穿上过去的衣服裤子了。随着子宫长大出骨盆，腹部增大更加明显，大部分孕妇的肚脐处会出现凸起，在肚脐下方7.6厘米～10厘米的位置可摸到子宫。部分孕妈妈会觉得心跳加快，呼吸沉重，这是因为孕妇供给胎儿的养分比过去多了，自身心肺功能负荷加大造成的。

这周可以明显感到胎动，胎儿身长大概有10厘米～14厘米，胎重50克～68克。双顶径约为3.23厘米，腹围约为9.3厘米，股骨长约为1.74厘米。这段时间胎宝宝开始发育出毛发，也就是"胎毛"，不仅开始长出眉毛，胎宝宝的皮肤上也覆盖着薄薄的绒毛，头顶开始长出头发。胎宝宝开始发育出光感，如果用光束照射自己的腹部，胎儿会有移动避开光束的反应。

唐氏综合征筛查的相关事项

什么是唐氏综合征

唐氏综合征又叫作21-三体综合征，先天愚型，是说患者的第21对染色体比正常人多出一条（正常人为一对），是最常见的染色体非整倍体疾病。

什么是唐氏儿

唐氏儿一般智力低下，外貌明显区别于正常健康儿，且常患生殖器官、心脏、消化道、骨骼畸形；免疫力低下，急性白血病的发生率较一般儿童高20倍左右。

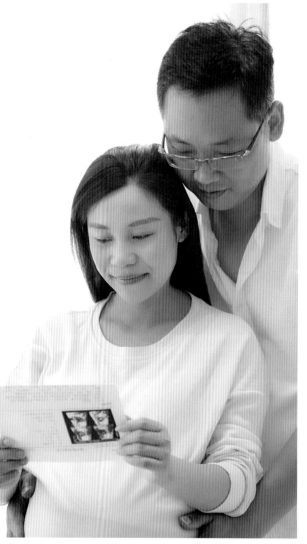

什么是唐氏综合征筛查

唐筛检查是唐氏综合征产前筛选检查的简称。会检查孕妈妈血中的甲型胎儿蛋白（AFP）和人绒毛膜促性腺激素（HCG）浓度，再加上孕妈妈年龄来评估可能怀有唐氏儿的概率及风险。做该检查的最佳时间是在孕15～20周。如果唐筛检查结果显示胎儿患有唐氏综合征的危险性比较高，就应进一步进行确诊性的检查。

怎样查看化验结果

唐筛检查是化验孕妇血液中的甲型胎儿蛋白（AFP）、人类绒毛膜促性腺激素（HCG）、游离雌三醇和抑制素A的浓度。

甲型胎儿蛋白（AFP）一般范围为0.7～2.5MOM。人绒毛膜促性腺激素（HCG）越高，游离雌三醇越低，抑制素A越高，胎儿患唐氏综合征的机会越高。

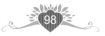

唐氏综合征筛查程序

阶段	时间	方式	结果
第一孕期唐氏综合征筛查	孕12周左右	B超检测NT	NT结果超过3毫米，常提示有不良胎儿结果，需要重点记录
第二孕期唐氏综合征筛查	孕15~20周	抽血检测血清中的甲型胎儿蛋白（AFP）、人绒毛膜促性腺激素（HCG）、游离雌三醇和抑制素等值，再配合孕妈妈的年龄、怀孕周数和体重综合评测	抽血后1周，由门诊医生告知结果（若血清筛查呈阳性者需再做绒毛活检或羊水穿刺，明确诊断）
羊膜穿刺检查	如在第二孕期检查的结果为高危	抽取子宫内羊膜腔的羊水进行检测能得知胎儿的染色体是否有异常状况，进而得知有无可能患唐氏综合征	需要14天才能得知结果，准确率高达99%以上

　　唐氏综合征筛查不用空腹。唐氏综合征筛查简称"唐筛"，和另一个词"糖筛"听上去完全一样。不过，与唐氏综合征筛查不同，"糖筛"是排查妊娠期糖尿病的检查，一般在孕24周做，需要空腹12小时。孕妈妈搞不清楚时，详细查看医生开出的检查化验单即可。

什么是无创DNA检测

　　35岁以上孕妇更需重视唐氏筛查，研究证明，染色体异常的发生率随着孕妇年龄的增长而明显增加，如25岁以下的孕妇中染色体异常的发生概率为1∶1185，而35岁时则高达1∶335，故35岁以上的高龄孕妇做唐氏筛查的必要性更大，更应根据自身情况，按照医生指导，选择适合自己的检查。其中，无创DNA检测具有无创取样、无流产风险、高灵敏度、准确性高的特点，可以考虑。

　　无创DNA检测技术2010年开始进入临床。原理很简单，胎儿的细胞通过胎盘会渗透到母血中，被母体免疫系统破坏，胎儿的DNA就会残留下来。抽5毫升的母

血，就足够提取游离DNA，采用新一代高通量测序技术，结合生物信息分析，得出胎儿患病风险率。该方法最佳检测时间为孕15～20周。

如何根据自身条件进行唐氏筛查

检查方式	孕妇特点	注意事项
唐氏筛查	年龄小于35岁，无不良妊娠史（自然流产、胎停育、死胎、死产、新生儿死亡及畸形儿生育史），无遗传病家族史，且本次妊娠无异常情况的单胎妊娠的孕妇	
羊水检查	1.年龄≥35岁的孕妇； 2.曾生育过染色体异常患儿的孕妇； 3.夫妇之一是染色体平衡易位或倒位携带者的孕妇； 4.孕妇可能是某种X连锁遗传病基因携带者； 5.夫妇双方为某种单基因病患者，或曾生育过某种单基因病患儿的孕妇； 6.曾有不明原因的自然流产史、畸胎史、死产或新生儿死亡的孕妇； 7.唐氏筛查为高风险的孕妇； 8.孕期超声提示胎儿异常的孕妇	有羊膜腔穿刺禁忌证的孕妇暂时不要做羊水检查： 1.术前感染未治愈或手术当天感染及可疑感染者； 2.中央性前置胎盘或前置、低置胎盘有出血现象； 3.先兆流产未治愈者
无创DNA检测	1.错过筛查时间而又无羊水检查适应证的孕妇建议做无创DNA检测； 2.有羊水检查适应证，同时又有羊膜腔穿刺禁忌证的孕妇建议做无创DNA检测； 3.产前筛查风险值处于灰色区的孕妇建议做无创DNA检测	哪些孕妇不适合做无创胎儿DNA检测： 1.孕龄小于孕3月的孕妇； 2.试管婴儿技术助孕的孕妇； 3.双胎或多胎的孕妇； 4.孕妇染色体异常； 5.有羊水检查适应证而又无羊膜腔穿刺禁忌证的孕妇

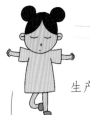

TIPS

唐氏综合征目前无有效的治疗手段，最好的手段是在孕妈妈生产前终止妊娠。

长胎不长肉的饮食结构

孕期饮食要尽可能丰富多样，学会合理地吃，均衡营养。

孕早期，饮食清淡，少食多餐。由于孕早期经常呕吐、厌食，更需要着重补充叶酸、维生素、蛋白质等营养，所以孕妇可以多吃一些蔬菜、水果、坚果仁、蛋肉鱼类、酸奶等食物。

孕中期，荤素搭配、均衡营养。孕妇胃口好转，食欲相对恢复了，就可以适当增加米饭等主食及鱼、肉、蛋、奶、豆制品、花生、核桃等食物，还可多吃粗粮，增加膳食纤维。

孕晚期，增补体能，促进发育。孕妇可以多吃蛋白质类食物，如豆类蛋白质（豆腐、豆浆等），同时可适当吃海产品，如海带、紫菜。

下表就介绍了一些长胎不长肉的食物，孕妈妈可以根据自己的喜好设计自己的饮食结构。

食物	营养
瘦肉	铁、蛋白质
香蕉	钾，快速提供能量，缓解孕吐
柑橘	富含维生素C、叶酸和大量的膳食纤维
鸡蛋	蛋白质、氨基酸
豆制品	蛋白质、脂肪酸
低脂酸奶	富含钙质和蛋白质，且有利于肠胃
绿叶蔬菜	维生素、叶酸和锌（颜色越深的蔬菜，维生素含量越高）
麦片	膳食纤维，降低体内胆固醇

TIPS

含咖啡因的饮料和食物会影响胎儿大脑、心脏、肝脏等器官的发育；辛辣食物会引起便秘；一些含有添加剂和防腐剂的食物可能导致畸胎和流产，要少吃。

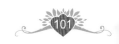

每周在线问答

 我被诊断出患有妊娠糖尿病综合征，请问我怀孕期间还适合吃水果吗，会不会加重病情？

 怀孕期间你是完全可以吃水果的，但是一定要注意两个方面。一个是注意量的把握，不要过量摄入。例如，在血糖稳定的情况下你可以一次吃半个苹果，每天吃两次。其次要注意水果的搭配，膳食均衡，可以每次吃几种水果，每种少吃一点儿。

 作为一名职场孕妈妈，想了解什么样的工作强度可能会对胎儿有影响，需要避免？

 有些工作岗位有可能对胎儿和孕妈妈本身产生伤害，应该暂时转岗回避，如：

1.有受放射线辐射危险的工作，如医院的放射科、单位的计算机房等。因为X射线在孕早期对胎儿的影响最大，会导致胎儿发育障碍或畸形。

2.接触刺激性物质或有毒化学物品及药品的工作：如油漆工，农药厂、石油化工厂工人。对人体有害的物质或刺激性气体被孕妇吸入体内，会引起流产或胎儿畸形。

3.接触动物的工作：动物常携带有病菌，可通过孕妇感染胎儿，导致胎儿发育异常。如弓形体病菌可以侵入胎儿的中枢神经，形成脑积水、无脑儿或出现视网膜异常。

4.接触传染病人的工作：高温、高噪声环境的工作。如果孕期的抵抗力很低，当孕妇接触到传染病毒时有可能被感染，从而导致胎儿畸形。

5.需频繁做上下攀高、弯腰下蹲、推拉提拽、扭曲旋转等动作的工作。这样的工作伴随着摔伤的危险因素，会引起流产及早产。伴有强烈的全身和局部震动的工作，如汽车售票员。高强度的流水线工作，过度的疲劳也会导致流产。

6.野外作业或单独一人的工作：发生意外时，无条件抢救、无人相助。

孕16周

体会胎动的惊喜

　　孕妈妈的体重现在基本增加了2千克～4.5千克。体重增加主要是由于胎盘的发育和胎宝宝不断长大，腹腔内羊水重量的增加以及自身脂肪的储备造成的。

　　胎宝宝身长12厘米～16厘米，体重约150克，双顶径约为3.6厘米，腹围约为10.5厘米，股骨长约为2.10厘米，腿长大于手臂长。胎宝宝五官越来越清晰，薄薄的皮肤很透明，能看到皮下的血管网。内脏越发完善，胎儿气管中充斥着胎儿吸入和呼出的羊水。骨骼仍在成熟过程中，指甲发育完整，关节越发灵活，出现吸吮手指、握拳等明显动作。

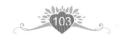

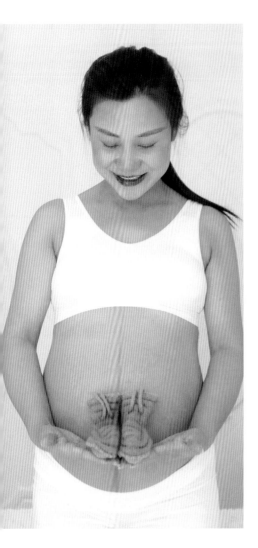

静心宁神体会胎宝宝的胎动

本周开始，孕妈妈需要留心胎动了。这可是个新体验，让我们来了解一下什么是胎动吧。

胎动的定义	胎动是指胎儿在孕妇子宫腔里因自主性活动撞击子宫壁，从而引起孕妇腹部变化。胎动易受到孕妇的情绪、动作、环境刺激等影响
胎动的频率	1．初产妇：在孕16～20周时，会第一次感觉到胎动。刚开始的胎动若有若无；慢慢地变得越来越有劲，也越来越有规律了；随着胎儿的发育，胎动的幅度也会变得越来越有力； 2．经产妇：通常比初产妇更早感受到胎动
测量方式	1．每天分别在早上、中午、晚上各自我测量1小时的胎动； 2．将3次测得胎动的总数乘以4，作为12小时的胎儿运动记录； 3．若每小时少于3次，则需延长测量时间至每日6~12小时
胎动异常	1.胎动减少或停止，可能表示子宫内的胎儿正处于缺氧的状态； 2.若12小时内没有感到胎动，或1天内胎动少于4次，或与前一天相比减少一半以上，应赶快到医院就诊

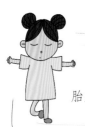

TIPS

胎动是检测胎儿活动量增减的指标之一，胎动异常一般预示胎儿存在潜在的健康问题。

增强皮肤弹性，减少妊娠纹

正常情况下，人体皮肤弹性纤维与腹肌具有在一定范围内伸缩的弹力。当孕妇怀孕3个月以上时，子宫大于骨盆，发展到腹腔，腹部隆起使皮肤弹性纤维和腹肌的伸展超过自身弹性，纤维断裂分离。于是在腹部出现不规则的纵形裂纹。产后，断裂的弹性纤维难以恢复到最初形态，皮肤上的裂纹不能完全消失，就称为妊娠纹。

如何减少妊娠纹

怀孕前	1. 保持锻炼； 2. 冷水浴或冷热水交叉的沐浴方式按摩皮肤可增强皮肤弹性； 3. 补充蛋白质、维生素、胶原蛋白可增加皮肤弹性
怀孕期	1. 坚持适度运动，如散步； 2. 用微凉于体温的水冲洗腹部，并轻轻按摩腹部皮肤； 3. 保证均衡、营养的膳食，补充丰富的维生素及矿物质，多摄取含丰富蛋白质的食物，以此增加细胞膜的通透性和皮肤的新陈代谢功能；避免过多摄入碳水化合物和过剩的热量，如太油、太甜、太咸的食物，防止体重增长过多； 4. 养成喝水习惯：早上起床后，可先喝一杯温开水； 5. 使用托腹带，可以承担腹部的重力负担，减缓皮肤过度的延展拉扯； 6. 使用专业的妊娠纹防护产品：使用去妊娠纹霜等防护妊娠纹护肤品时，取适量防护妊娠纹产品于手心，搓揉均匀，以画小圈方式做螺旋状按摩腹部、大腿等容易产生妊娠纹的部位

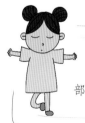

TIPS

容易产生妊娠纹的部位就是平常容易发胖的部位，包括腹部、腰部、臀部、大腿内外侧。

护理好乳房，为哺乳做准备

孕期注意乳房护理，有利于孕妇乳腺发育，疏通乳腺导管，保证产后的泌乳正常。孕期乳房护理能够改善皮肤弹性，防止乳房松弛下垂。

调整内衣

怀孕后，乳房逐渐发育长大了，此时不要穿过紧的上衣，以免由于压迫乳房而妨碍其发育。应佩戴合适的乳罩，防止乳房下垂。

合理清洗

用温水和软毛巾清洁乳房，如果孕中期后有渗出乳汁现象，应先用植物油（麻油、花生油或豆油）涂敷乳头，等到变软再清除，避免热水和皂类清洁剂对乳头的伤害。

做乳头按摩操

经常进行乳头按摩使乳头能够适应外部的刺激，可以预防乳头内陷、干裂等问题。

TIPS

如果乳头内陷，可以用双手手指置乳头根部上下或两侧，同时下压使乳头突出。乳头短小或扁平者则可用拇指与食指压紧乳晕两侧，另一手自乳头根部轻轻外牵。每日可进行10～20次。

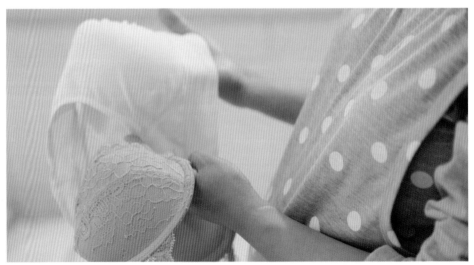

孕期学会吃水果

水果不是吃得越多越好

孕妈妈吃水果对母婴健康都有利，但是水果不是吃得越多就越好。过多的糖分摄入，容易导致妊娠糖尿病综合征。

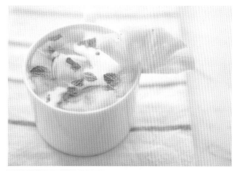

水果不能替代蔬菜

水果和蔬菜中都含有丰富的维生素，但是两者是有区别的。水果中的纤维素含量不高，但蔬菜中却含有大量的纤维素。如果过多摄入水果，而吃少量的蔬菜，就会减少纤维素的摄入量。而且很多水果中含有较高的糖分，孕妈妈吃得太多可能会引发妊娠糖尿病。

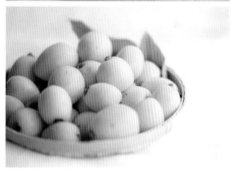

水果不能替代主食

要在餐后吃水果，因为主食的糖分分子比果糖分子代谢得慢，可以保证胎儿血糖供给。

TIPS

橘子、苹果或猕猴桃，孕妈妈每天吃100克就可以了，而西瓜、草莓等水果，每天摄入量不要超过400克。

孕期如何选择最佳睡姿

正确睡姿很重要

随着子宫和胎宝宝的长大，孕妈妈的睡姿对自己和胎儿健康的影响越来越大。孕妈妈睡姿不当，腹部容易受到外力的直接作用，增加子宫对腹腔内脏器的压迫，并且改变子宫的位置，影响子宫和胎盘的血流量，对胎儿产生危害。

根据怀孕阶段选择不同睡姿

怀孕阶段	睡姿	备注
妊娠早期 （孕1~3个月）	仰卧位、侧卧位均可，但需改变过去不良睡姿，如趴着睡觉或搂抱一些东西睡觉等	子宫仍在盆腔内，外力直接压迫或自身压迫都不会很重，不必过分强调睡眠姿势，可随意采取舒适的体位
妊娠中期 （孕4~7个月）	侧卧或仰卧	注意保护腹部，不要受外力挤压。羊水过多或双胎妊娠的孕妈妈，最好采取侧卧位睡姿。如果孕妈妈感觉下肢沉重，可采取仰卧位，用松软的枕头稍抬高下肢
妊娠后期 （孕8~10个月）	左侧卧位	左侧卧位可纠正增大子宫的右旋，减轻子宫对下腔静脉的压迫，改善血液循环，增加对胎儿的供血量，有利于胎儿发育

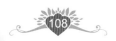

TIPS

妊娠后期不宜仰卧，因仰卧时巨大的子宫压迫下腔静脉，会使回心血量及心输出量减少，而出现低血压，孕妇会感觉头晕、眼前发黑、心慌、恶心、上不来气，且面色苍白、脉搏增快而细弱、四肢无力、出冷汗等，若出现上述症状，即表明孕妇已经患上了孕期仰卧位综合征。

每周在线问答

Q 怀孕中期后皮肤上出现粉红色裂纹，主要是在大腿、胳膊、腹部和胸部产生，请问这就是妊娠纹吗？为什么有时候会感觉痒呢？

A 这就是妊娠纹，妊娠纹上出现的红色小块凸起，被称为"妊娠多形性皮疹"。通常这种妊娠纹痒的症状1周左右就会减轻，但是不会彻底消失，可能整个怀孕过程中你都会感觉到这种瘙痒感，直到宝宝出生后才能彻底消失。但是请不要担心，因为单纯性的妊娠纹痒是不会对胎宝宝和孕妇产生损害的。请在下一次孕检时咨询医生，排除其他妊娠期瘙痒相关疾病。

Q 怀孕后晚上睡不好，白天更容易犯困，总爱打盹，没有精神，这该怎么办呢？

A 自怀孕早期开始，孕妇就会有晚上不易睡着，白天感觉非常困倦的情况出现，这种情况在很多孕妇身上会持续到孕晚期，甚至整个怀孕的过程中。这种犯困现象是由于体内黄体酮增高造成的。孕妈妈首先应该尽可能多休息，一旦有困意，就抓紧时间小憩片刻，保持充足的睡眠时间；其次要在饮食上注意吃一些蛋白质、维生素含量高的食物，增强体力，保持充沛的精力。

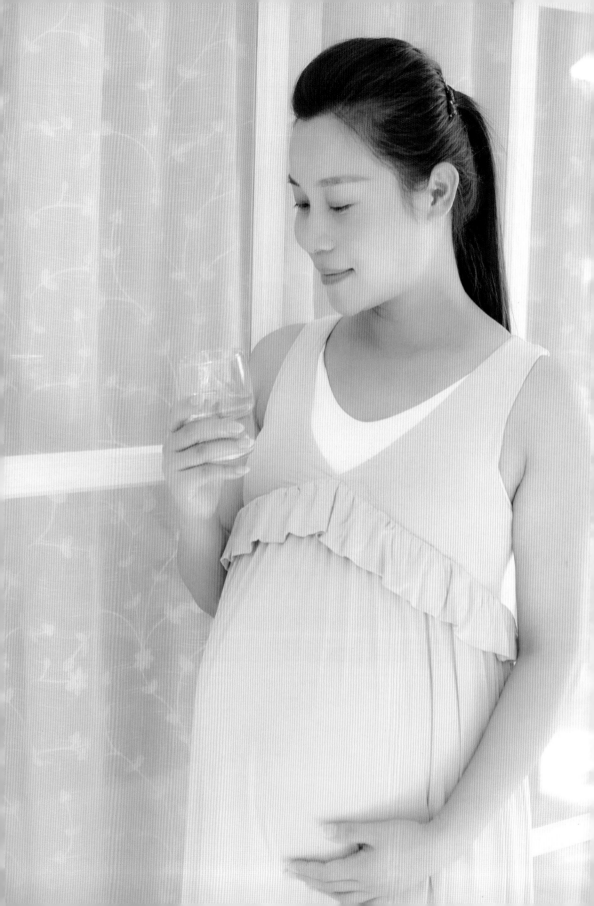

孕5月

孕妈妈腰身有变化，渐有孕味

孕17周
打嗝、翻身，胎宝宝很顽皮

现在孕妈妈的体重增加了2.5千克～4.5千克，腹围75厘米～90厘米。有时侧腹部有轻微触痛感，那是因为子宫迅速地增大，带动子宫周围韧带拉伸造成的。骨盆随着子宫增大同样在发生变化，这会让孕妈妈的胯部看上去宽大了一些。

本周最显著的变化是可以通过听诊器听到胎儿的心跳，之后的孕检中可以通过听胎心来确定胎宝宝的状况。现在胎宝宝重约200克，双顶径约为3.97厘米，腹围约为11.7厘米，股骨长约为2.5厘米。胎宝宝的毛发发育得比之前几周更好，睫毛和眉毛比上周更长。从这周开始，胎宝宝的听觉系统更加发达，也就意味着需要科学的声音胎教了。

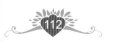

平衡饮食，预防孕期过度肥胖

孕妈妈谨防过度肥胖

这段时间孕妈妈体重开始猛增，孕妈妈既要保障胎宝宝的生长发育所需的营养，又要注意不能过度肥胖。

增加优质蛋白的摄入

孕中期每天可额外增加10克优质动物性蛋白，或25克植物性蛋白。

10克动物性蛋白	300克牛奶	2个鸡蛋	50克~100克瘦肉
25克植物性蛋白	200克豆腐	200克豆浆	

保证铁元素的补给

孕期需要的铁元素是未孕妇女的3~4倍，每周吃2~3次瘦肉、鱼、动物肝脏等食物，避免贫血。

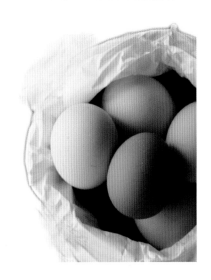

加大含钙食品的摄入

注意补充维生素D，多晒太阳。

保证充足水分

可以用饮水和吃水果等方式保证体内水分充足，促进新陈代谢。

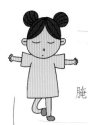

TIPS

少吃高热量、高脂肪、高盐分的食物，如冰淇淋、巧克力、腌制咸菜等。

孕妈妈如何吃鱼最健康

鱼肉营养全面

1.鱼肉富含蛋白质，每500克鱼中蛋白质的含量相当于600克鸡蛋或850克猪肉中蛋白质的含量。

2.维生素丰富。鱼还可以提供相当丰富的维生素，如维生素A、B族维生素、维生素C、维生素D等。最丰富的是B族维生素：维生素B_3能将食物转化为能量；维生素B_5能对抗压力；维生素B_6能保持人体免疫系统的健康。

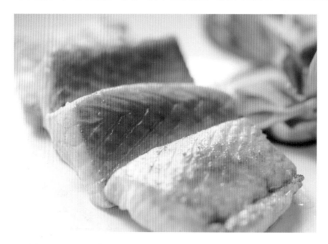

3.含有丰富的矿物质，如钙、铁、锌等元素，其中尤以碘和磷居多。

孕妇多吃鱼对身体十分有益，能扩张血管，使血液黏稠度下降，便于孕妇将充足的营养物质运输给胎儿，促进胎儿的发育。

怀孕后吃什么鱼比较好呢

孕妇最好适当多吃形体小的深海鱼，如黄花鱼、平鱼、带鱼等，人工饲养的鳟鱼，以及来自水质好的鲤鱼、鲫鱼、鲢鱼等淡水鱼也是不错的。烹饪方式以清淡为主，少盐。食用频率以每周1～3次为宜。

种类	功效
墨鱼	滋肝肾、补气血、清胃去热，有养血、明目、通经、安胎、利产的作用
草鱼	暖胃
带鱼	暖胃、泽肤、补五脏
鳗鱼	益气养血、柔筋利骨

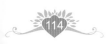

孕期胎教方法盘点

常用的胎教方法有音乐胎教、情绪胎教、语言胎教等。

名称	时间	目的	方式	备注
情绪胎教	从怀孕开始就应该实施，并且要一直坚持	感觉快乐：让孕妈妈感觉轻松、快乐、幸福，从而将情绪传递给胎宝宝	情绪胎教没有固定的模式，因人而异：1.阅读一些优美的文字；2.聆听优美的音乐；3.和别人交流；4.做一些自己感兴趣的事情；5.玩一些小游戏	所有能让孕妈妈轻松快乐的方式都是很好的情绪胎教内容
音乐胎教	从孕4~5月就可以进行	放松心情：音乐能使孕妈妈心旷神怡，产生美好的憧憬，并能将美好的音乐信息传递给胎宝宝，使胎宝宝受到感染	播放，收听美妙的音乐；孕妈妈用柔和的声调哼唱轻松的歌曲，从而达到与胎宝宝心音的共鸣	孕2月时胎宝宝的听力系统还没有发育完全，但是可以通过孕妈妈将感受传递给胎宝宝。孕4~5月时，胎宝宝听觉系统发育好了，可进行音乐胎教
抚摸胎教	孕4月开始	爱的传递：通过抚摸孕妈妈的腹部，使腹中的胎宝宝能感觉到准爸爸孕妈妈的存在并做出反应	在进行抚摸胎教的过程中，不仅让胎宝宝感受到准爸爸孕妈妈的关爱，还能使孕妈妈身心放松、精神愉快，同时也加深了一家人的感情	抚摸胎教是准爸爸、孕妈妈与胎宝宝之间最早的触觉交流
知识胎教	可以从孕5个月开始	促进胎宝宝大脑发育	知识胎教包括数字训练、图形训练、颜色训练、文字训练、拼音训练、英语训练以及一些百科知识的讲解等	从最简单的数数字和认图形、颜色开始，逐步提升。进行知识胎教之前要采用轻拍、抚摸或者说话的方式和胎宝宝打招呼，并且选在固定时间进行，方便胎宝宝形成一定的规律

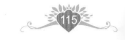

名称	时间	目的	方式	备注
语言胎教	从孕4个月胎宝宝大脑发育的高峰期开始	随时随地交流	语言胎教主要是孕妈妈充满感情地给胎宝宝朗读和讲话，如朗读胎教故事、童谣、唐诗、绕口令等，或者给胎宝宝讲一些生活常识、自己的感受	孕妈妈做语言胎教时要注意将形象和声音同时传递给胎宝宝。另外，胎宝宝也非常喜欢准爸爸的声音，因此准爸爸也是语言胎教的主要实施者
营养胎教	从备孕开始进行	保证胎儿正常的生长发育	根据孕妈妈和胎宝宝的不同变化，补充必需的营养	孕妈妈要十分注意，吃得不可过饱，要少吃多餐，少吃盐和流体食品，少吃油质和辛辣刺激性食品，不宜多吃罐头食品和味精
运动胎教	怀孕就可以开始	促进胎宝宝的身心发育，打造"优质"宝宝	孕妈妈进行适当的运动，促进胎宝宝大脑及肌肉的健康发育，并且保证正常妊娠及顺利分娩	适当适时地对胎宝宝进行运动刺激和训练

TIPS

胎教应循序渐进，每次5~10分钟，中后期可增至10~15分钟，无论何种方式都不应给孕妇造成负担，轻柔缓慢地进行。

谁干扰了孕妈妈的睡眠

医生建议孕妈妈每天晚上10点前就寝，睡足8～9小时，但是很多孕妈妈都出现睡眠问题，不能达到理想睡眠。

孕妈妈的睡眠困扰

孕期失眠祸首	对睡眠的影响	解决办法
激素	体内激素水平的改变使孕妈妈在精神和心理上都比较敏感，对压力的耐受力也会降低，常会忧郁和失眠	适度的压力调适以及家人的体贴与关怀，对于稳定孕妈妈的心情十分重要
饮食	饮食习惯的改变也会影响孕期睡眠质量的好坏，均衡的饮食很重要	1．避免影响情绪的食物，如油炸食物等，尤其是食品中的饱和脂肪酸会改变体内的激素分泌，造成不适； 2．入睡前3小时进食需注意，不吃生冷食品，可吃些"助眠食品"，如牛奶，能提高睡眠质量
尿频	孕妇常发生尿频。尤其孕后期，有将近80%的孕妇为尿频困扰，严重影响了睡眠质量	1.尿频大多数是由于增大的子宫压迫到膀胱，可以调节饮食； 2.除了注意饮食外，还要调适心理上的压力
腿抽筋	妊娠后期，许多孕妈妈常常会发生抽筋，这也会影响到睡眠的质量	1．调整睡姿，尽可能左侧卧位入睡； 2．注意下肢的保暖； 3．可适当多吃蔬菜，少吃动物性蛋白质、精米面； 4．请家人帮忙热敷和按摩，以缓解抽筋的痛苦，早点儿入睡

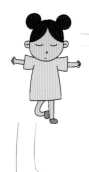

TIPS

助眠小办法：
1.睡眠环境应适宜，卧室整洁、灯光柔和、温度舒适。
2.睡觉前不要做剧烈运动。
3.放松一下神经，如听音乐，洗温水澡，喝一杯热牛奶等。
4.适当锻炼，如孕妇瑜伽。

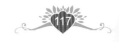

每周在线问答

Q 现在体重增长很快，肚子隆起幅度很大，会不会是过度肥胖呢？有时摸肚子感觉肚脐下面硬硬的，这是摸到胎宝宝了吗？

A 孕妈妈只要科学把握孕期体重增长，就不用担心体重问题。至于孕妈妈在肚脐和趾骨之间触摸的时候，可以在肚脐下方3.8厘米~5厘米处摸到一团硬东西，这也不用担心，这就是子宫的上部。由于子宫增大，从骨盆中到达腹腔，可能有时还会牵拉到骨盆，略感疼痛，这都是正常的。

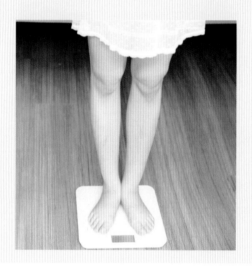

Q 现在给胎儿进行胎教是不是太早了，丈夫每天都对胎儿念数字、读诗词，这些对于胎儿是不是太难了，胎宝宝能够理解吗？

A 胎教的形式很多，你丈夫进行的知识胎教是其中的一种。知识胎教包括数字训练、图形训练、颜色训练、文字训练、拼音训练、英语训练以及一些百科知识的讲解等。系统的知识胎教可以从怀孕第4~5个月开始，从最简单的数数字和认图形、颜色开始，逐步提升。科学证明，胎教还是有刺激胎宝宝大脑发育意义的，但是请注意在进行知识胎教之前要采用轻拍、抚摸或者语言的方式和胎宝宝打招呼，并且选在固定时间进行，方便胎宝宝形成一定的规律。

孕18周
穿上孕妇装，别有韵味

孕妈妈体态变化

怀孕18周时孕妈妈腹围76厘米～89厘米，共增加了2.5千克～3千克体重。为了容纳不断增大的子宫，腹部肌肉发生明显变化，左右两束腹直肌从原本的平行连接状态开始逐渐分离，向身体两侧伸展。在孕激素影响下，臀部继续变宽变厚，骨盆发生变化，耻骨联合间隙变宽，为以后的分娩做准备。

胎宝宝发育状况

胎宝宝胎长达到20厘米，双顶径的平均值约为4.25厘米，腹围约为12.9厘米，股骨长约为2.71厘米。胎宝宝五官愈加清晰，内脏器官不断完善，而且骨骼发育明显，以肢体末端发育最为显著，很多胎宝宝的手指尖和脚趾尖有明显形状，且出现指纹。

不要盲目补充营养素

孕妈妈孕期不要为了补充营养而盲目进补，这样容易使胎宝宝变成巨大儿。只要在保障正常饮食的前提下注意营养素的均衡摄入即可。

孕期所需营养素

蛋白质	怀孕中后期为了满足胎儿、子宫、胎盘、母体血液、乳房等组织迅速增加的需要，并为分娩消耗及产后乳汁分泌进行适当储备，蛋白质的摄入量应充足，每天需增加15克蛋白质，其中最好60%以上来自动物性蛋白质，如蛋、牛奶、肉、鱼
脂肪	脂肪是构成脑和神经组织的重要成分，特别是不饱和脂肪酸，如果缺乏会推迟脑细胞的分裂增殖以及髓鞘化。不饱和脂肪酸的补充，可多吃些花生仁、核桃仁、葵花子仁、芝麻等食物，最好进行专项补充以改善日常膳食摄入的不足
碳水化合物	孕妇主食中的碳水化合物主要是淀粉。孕妇自孕中期以后，每日进食主食0.4千克~0.5千克
卵磷脂	是胎儿大脑神经细胞发育不可缺少的物质，可以促进大脑神经系统与脑容积的增长、发育。它与人体大脑及智力发育有着密切的关系
微量元素	铁：整个妊娠期，孕妇约需1000毫克，其中胎儿需400毫克~500毫克，胎盘需60毫克~100毫克，子宫需40毫克~50毫克，母体血红蛋白增多需400毫克~500毫克，分娩失血需100毫克~200毫克。妊娠期间如果铁量补充不足，孕妇往往会出现贫血。 推荐孕妇每日铁摄入量为60毫克
	锌：锌是酶的活化剂，是促进人体生长发育的重要元素，对促进智力发育作用重大。从怀孕初期开始，胎儿锌的需要量迅速增加，孕妇缺锌可使胚胎发育减慢，各组织器官的分化紊乱导致畸形，其中尤以中枢神经系统的畸形多见。 推荐孕妇每日锌摄入量为9.5毫克
	碘：碘是促进胎儿体格发育和脑发育的重要元素。孕妇碘缺乏（特别是在孕早期）可致胎儿甲状腺功能低下，从而引起克汀病（呆小症，不仅个子矮小，而且智力严重低下）。 推荐孕妇每日碘的摄入量为330微克

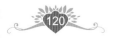

宏量元素	钙：在整个孕期，母体约需要贮存50克钙，其中供给胎儿30克。如果摄入不足，胎儿就会从母体的骨髓、牙齿中夺取钙，以满足生长的需要，使孕妇血钙降低，发生小腿抽筋或手足抽搐。 推荐孕妇每日钙的摄入量为1000毫克
维生素	叶酸：在蛋白质的合成中起着重要作用，是胎儿中枢神经系统发育所必需的营养素。叶酸缺乏可引起胎儿宫内发育迟缓、早产、新生儿低出生体重、死胎、流产、唇裂、腭裂、巨幼红细胞性贫血、脑发育异常和神经管畸形。 推荐每日摄入量为400微克
	维生素A：维生素A不仅仅是胎儿正常发育的要素，骨骼发育也离不开维生素A。孕妇维生素A严重缺乏易导致胎儿畸形和死亡，发生流产或胚胎的收缩，严重缺乏的孕妇，还可引起胎儿多器官的畸形，所产婴儿为无眼及小头畸形。但是，孕妇长期摄入过量维生素A，可引起维生素A过多症或中毒，对胎儿也有致畸的作用。 推荐孕期每日维生素A的摄入量为770微克视黄醇活性当量
	维生素B$_1$：怀孕期间孕妇新陈代谢增高，由于维生素B$_1$的需要量与新陈代谢成正比，且不能在体内长期储存，因此孕期维生素B$_1$的需要量会增加。孕妇缺乏维生素B$_1$时母体可能没有明显的临床表现，但胎儿出生后却可能出现先天性脚气病。 推荐孕期维生素B$_1$摄入量为每日1.4毫克
	维生素B$_2$：是人体中许多重要辅酶的组成部分。缺乏时会导致胎儿骨骼畸形引起孕妇发生口角炎、唇炎、舌炎、阴囊皮炎、神经组织变性、角膜血管增生等。 推荐孕期维生素B$_2$摄入量为每日1.5毫克
	维生素D：维生素D的主要功能为促进钙的吸收以及在骨骼中的沉积，是钙磷代谢的最重要调节因子之一。孕期缺乏维生素D主要影响胎儿骨骼及婴儿牙齿的发育。严重缺乏时可使孕妇本身患骨质软化症，新生儿出现先天性佝偻病、低钙血症及牙釉质发育不良，易患龋齿。 推荐孕后期维生素D的摄入量为每日10微克
	维生素E：具有维持正常生殖功能的作用。孕早期缺乏维生素E，可导致婴儿先天性畸形，如露脑、无脑、脊柱侧突、脐疝、足趾畸形及唇裂等，并可导致出生时低体重。维生素E还与胎儿眼球晶体的发育有关，孕妇维生素E缺乏可引起胎儿发生先天性白内障。 推荐每日维生素E的摄入量为14毫克生育酚当量

了解腹围与宫高的医学意义

孕早期、孕中期时，每月的增长是有一定标准的；孕后期通过测量宫高和腹围，可估计胎儿的体重。所以，做产前检查时每次都要测量宫高及腹围，以估计胎儿宫内发育情况。

测腹围是通过测量平脐部环腰腹部的长度了解子宫横径大小，对应宫底高度以便了解宫腔内的情况及子宫大小是否符合妊娠周数。

测量宫高，如发现与妊娠周数不符，需做B超等特殊检查了解有无双胎、畸形、死胎、羊水过多及过少，寻找与宫高不符原因。同时根据宫高妊娠图曲线以了解胎儿宫内发育情况，判断是否是发育迟缓或巨大儿。

腹围的测量：腹围的测量通过测量平脐部环腰腹部的长度所得。

宫高的测量：从下腹耻骨联合处至子宫底间的长度为宫高。

双顶径和头围有什么区别

胎儿双顶径是指胎儿头部左右两侧之间最宽部位的长度，医生用来判断是否有头盆不称以及能否顺利分娩。双顶径即BPD，又称为"头部大横径"，孕足月时应达到9.3厘米或以上。

头围是指绕胎头一周的最大长度。胎儿的头部从前面到后面最长的部分，通常情况下是从"前额的鼻根"到"后脑的枕骨隆突"的距离最长，所以一般头围就是从"前额的鼻根"到"后脑的枕骨隆突"绕一周的长度。

孕妇怀孕期间医生通过超声检查测量胎儿头围，主要目的是观察胎儿的发育状况，根据胎儿发育的其他情况确定胎儿是否发育正常。

TIPS

双顶径在孕5个月以后，基本与怀孕月份相符，也就是说，孕28周时BPD约为7.0厘米，孕32周时约为8.0厘米。孕8个月以后，平均每周约增长0.2厘米为正常。

表1 正常妊娠胎头双顶径值（厘米）

孕周	均值 ± 标准差	孕周	均值 ± 标准差
11	2.08 ± 0.577	26	6.31 ± 0.773
12	2.35 ± 0.525	27	6.67 ± 0.820
13	2.58 ± 0.515	28	7.09 ± 0.403
14	3.03 ± 0.757	29	7.23 ± 0.682
15	3.45 ± 0.580	30	7.39 ± 0.802
16	3.79 ± 0.358	31	7.93 ± 0.636
17	4.10 ± 0.820	32	7.94 ± 0.580
18	4.28 ± 0.406	33	8.13 ± 0.367
19	4.26 ± 0.630	34	8.30 ± 0.628
20	4.68 ± 0.711	35	8.47 ± 0.614
21	4.79 ± 0.681	36	8.52 ± 0.515
22	5.15 ± 0.568	37	8.71 ± 0.566
23	5.47 ± 1.000	38	8.88 ± 0.354
24	5.80 ± 0.704	39	8.91 ± 0.536
25	5.81 ± 1.380	40	9.09 ± 0.429

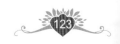

表2 头围（HC）及腹围（AC）的正常均值（厘米）

孕周	头围	腹围	孕周	头围	腹围
12	7.0	5.6	27	25.2	22.9
13	8.9	6.9	28	26.2	24.0
14	9.8	8.1	29	27.1	25.0
15	11.1	9.3	30	28.0	26.0
16	12.4	10.5	31	28.9	27.0
17	13.7	11.7	32	29.7	28.0
18	15.0	12.9	33	30.4	29.0
19	16.3	14.1	34	31.2	30.0
20	17.5	15.2	35	31.8	30.9
21	18.7	16.4	36	32.5	31.8
22	19.9	17.5	37	33.0	32.7
23	21.0	18.6	38	33.6	33.6
24	22.1	19.7	39	34.1	34.5
25	23.2	20.8	40	34.5	35.4
26	24.2	21.9			

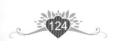

每周在线问答

Q 请问孕妇可以吃巧克力、蛋糕等甜食吗?

A 患有妊娠期糖尿病综合征的孕妈妈需要严格控制糖分摄入。没有妊娠期异常症状的孕妈妈也要慎重食用巧克力、蛋糕等甜食。甜食热量高,含有大量的甜味剂、人工合成香料、增稠剂、淀粉、膨化剂等,脂肪含量高,蛋白质含量少,多吃可致肥胖,使孕妈妈体重飙升,还会影响胎宝宝的发育,所以不建议孕妇经常食用。

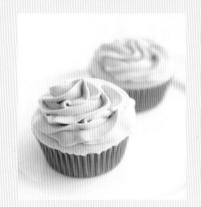

Q 什么是双顶径偏大、偏小?对胎儿有什么影响?

A 胎儿双顶径偏大是胎儿发育偏大的表现,与孕妈妈的营养好,活动量少有直接关系。孕妈妈的营养充足,易造成胎儿双顶径偏大,所以不用担心,只要胎儿的头部没有异常的情况,就可以放心。但是,如果胎儿双顶径过大则首先考虑是否有脑积水的情况,建议做B超时注意检查胎儿的脑部,排除胎宝宝发育异常的可能。双顶径偏小,可能是因为平时月经不规律,目前孕周不准或B超测量存在的误差所致。只要胎儿未见明显发育异常也不需过于担心,建议注意生活饮食规律,平时注意加强营养,多吃高蛋白食物,定期做常规孕检即可。

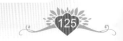

孕 **19** 周

食欲变好了

孕妈妈体态日趋丰满，截至本周，体重共增长了大约3千克，孕妈妈可以用手在肚脐下方2厘米位置摸到子宫。由于孕激素的大量分泌，部分孕妇可能在面颊、前额、唇周出现暗色斑块，即蝴蝶斑，通常在分娩后才能消失。

胎宝宝发育状况

本周胎宝宝身长约22厘米，重约250克，双顶径约4.52厘米，腹围约14.1厘米，股骨长约3.03厘米。胎宝宝的动作幅度越发明显，会在孕妈妈肚子里踢踢脚，伸伸手，孕妈妈已经能够感受到胎儿有多么淘气了。此外，胎宝宝的感觉器官系统在本阶段迅速发育，神经细胞分化迅速，未来实现触觉、味觉、嗅觉、视觉和听觉等神经感官正常发育，就全靠这些神经细胞了。

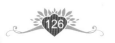

助力胎宝宝视力发育

维生素A是合成感光物质——视紫质的重要原料，视紫质构成视觉细胞，存在于视网膜中，起到维持正常视觉的功用。如果维生素A缺乏，眼睛在弱光下的感受力下降，对黑暗环境的适应能力减退，严重的时候容易患夜盲症。孕19周是胎儿视觉、嗅觉等神经细胞的发育期，为促进胎儿视力发育，摄入维生素A十分必要。

维生素A的摄入量

中国营养学会建议孕中期和孕晚期的孕妇每日摄入维生素A770微克视黄醇活性当量。母乳喂养的妈妈同样需要补充维生素A，每日摄入量为1300微克视黄醇活性当量。

维生素A在食物中的分布

肉类	瘦肉、禽肉、各种动物的肝脏、鱼虾、牛奶、蛋黄等
蔬菜类	豆类、胡萝卜、苋菜、菠菜、韭菜、青椒、红薯等
水果类	橘子、杏子、柿子、苹果等

维生素A的分类

1.维生素A原，即各种胡萝卜素，存在于植物性食物中，如绿叶菜类、黄色菜类以及水果类，含量较丰富的有菠菜、苜蓿、豌豆苗、红薯、胡萝卜、青椒、南瓜等。

2.来自于动物性食物的维生素A，是能够直接被人体利用的，主要存在于动物肝脏、奶及奶制品（未脱脂奶）及禽蛋中。

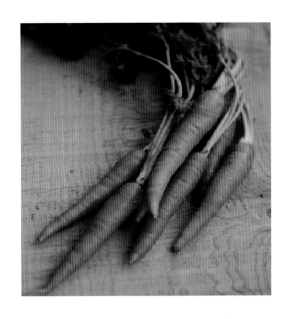

如何缓解偶尔出现的骨痛

很多孕妈妈在孕期感觉不适，身体出现腰痛、腿痛、耻骨疼痛、臀部疼痛等不良感觉，不但影响孕妈妈休息，而且容易损害情绪，产生孕期焦虑抑郁心理。如何缓解这些困扰孕妈妈的疼痛呢？

疼痛	原因	措施
背部疼痛	胎宝宝的逐渐增大使背部压力增大，引发疼痛	注意休息，避免劳累。孕妈妈应避免劳累、穿平底鞋、注意休息，可以平躺；在床上翻身，移动脚和臀部时，要尽量平行，缓慢地移动
腿部疼痛	妊娠期的水肿加重腿部疼痛	睡觉时左侧卧，并在两腿膝盖间夹放一个枕头，以增加流向子宫的血液 白天不要以同一种姿势站着或坐着超过半个小时。游泳可以帮助孕妈妈减轻对坐骨神经的压力 站立时两腿要对称性地站着
耻骨疼痛	耻骨松弛激素的分泌，使骨盆内韧带软化松弛，导致关节比没有怀孕的时候更容易出现位置的移动，产生疼痛	束缚骨盆：用宽25厘米~30厘米的弹力束带束缚骨盆，增加骨盆的承重能力。束带上缘不要高于耻骨联合，以免压迫腹部，影响胎儿的生长发育。束带松紧度以骨盆能承受为标准，同时不严重影响下肢静脉回流

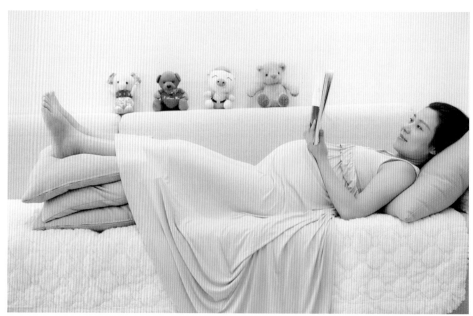

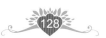

孕妈妈要选对鞋子

孕40周内，孕妇体重增加9千克～13千克甚至更多，体形发生改变，身体重心随之变化，下肢出现水肿，如果鞋子不合适，不但易感觉疲惫，还可能引发危险，影响胎宝宝健康。因此，孕妇在怀孕期间，必须注意鞋子是否合适。

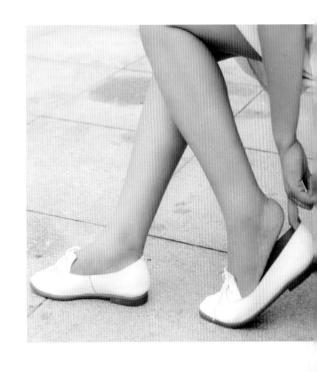

鞋跟低于2厘米

怀孕3个月后的孕妈妈行动逐渐不便，为行走方便，鞋跟高度不宜超过2厘米，否则会增加下肢的受力负担，加剧腰腿疼痛和下肢水肿。

材料应轻便

妇女怀孕后宜穿宽松、轻便、透气性好的鞋，以防不透气的鞋加重足部水肿或真菌感染。

款式应便于穿脱

因为弯腰吃力等原因，建议孕妈妈的鞋子款式不要太复杂，应便于穿脱。

尺码有余量

双脚水肿比较严重的孕妈妈，要选择比自己双脚稍大一点儿的鞋，但也不要过于宽松，以免容易滑脱摔倒。

防滑性好

孕妈妈的鞋应防滑，宜选用有弹性又柔软的材料做的鞋，以防走路时跌跤。

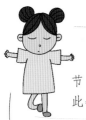

穿夹脚拖鞋时需要夹紧脚趾，这种动作会过度使用足踝关节，易引起脚底、脚后跟的炎症，甚至髋关节、脊背的疼痛，因此孕妈妈应尽量少穿夹脚拖鞋。

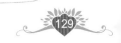

轻度乳头凹陷可自我矫正

先天性乳头内陷的原因，主要是乳头和乳晕的平滑肌发育不良，这些肌纤维向内牵拉，再加上乳头下缺乏支撑组织的撑托，就形成了乳头内陷。也有一些由外伤或乳腺炎后的纤维增生引起的后天性乳头内陷。

轻度乳头内陷，即可复性乳头内陷，可通过稍加挤压或牵拉乳头等非手术的保守治疗加以矫正，治疗时机最好选择在妊娠早、中期进行。具体方法有手法牵引和器械牵引：

手法牵引适用于乳头扁平或陷入较浅者。

1.用一手拇食指按住乳晕两侧，另一手捏住乳头轻轻向外牵拉，每日数十次。

2.两拇指及食指放在乳头两侧或上下推动使乳头挤出，每日3次，每次推动20下。

3.拇指和食指捏住乳头，向外持续或间断牵拉乳头，每次约30分钟，双侧乳头交替进行。每日3~5次。

器械牵引即通过手动或电动吸奶器，利用负压原理，将乳头吸出，同样可持续或间断吸拉乳头，每次15分钟，双侧交替进行，每日3~5次。

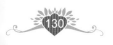

TIPS

乳头凹陷较深者可用一塑料眼药水瓶去底，扣在乳头上，细端套上橡胶管，再接上注射器，利用抽吸负压将乳头吸出，数分钟后取下注射器与眼药瓶，再用手牵拉数次，使其不再回缩，每天可做2~3次。

每周在线问答

Q 肚子越来越大，步行很累，外出乘坐公交又不便，请问我还可以自己驾车吗？

A 对于孕妈妈来说，自己开车，对孕妇和胎儿并无直接的不良影响，但长时间保持固定坐姿，会影响下肢的血液循环，容易引发不适，因此不建议长时间驾驶，驾驶路程应控制在10～30分钟内。对于妊娠后期的孕妇来说，上下车不便，一旦出现意外，容易撞击到腹部，因此不建议孕6个月以后的孕妇自己开车。此外，如果孕妈妈自己开车，应注意通风透气，且不可精神高度紧张。

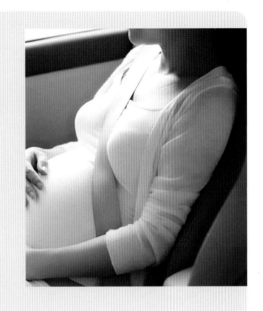

Q 现在对胎宝宝讲话，他能听到吗，能理解吗？

A 孕19周的胎儿听觉神经已经发育，胎宝宝完全能够隔着孕妈妈肚子听到外界声音，但是由于胎儿还没有认知世界，无法理解谈话内容，只能依靠音高、音色以及声音的波长频率来感知语言的含义。也就是说，现在对胎宝宝说话，情绪比内容更重要，孕妈妈可以集中精力，心情舒缓、愉悦地和胎儿轻声聊天，相信你的胎宝宝一定会通过声音感受到你的爱。

孕 20 周
开始迎接舒服的孕中期

孕妈妈体重目前共增长了约3.4千克，今后大部分孕妈妈的体重还会以每周平均0.45千克的速度递增。对于怀孕前体重偏轻的孕妇而言，可能增加比重会更大。本周孕妈妈的子宫顶部已经几乎平行于肚脐，宫高16厘米～20厘米，行动比上周又笨重了一些，但怀孕反应症状有所减轻，所以反倒相对轻松。

胎宝宝发育状况

孕20周的胎宝宝身长约25厘米，重约320克，双顶径约4.88厘米，腹围约15.2厘米，股骨长约3.35厘米。目前胎宝宝手臂、腿、手、足都发育良好。感官系统进入飞速发育期，视觉、味觉、触觉、嗅觉都更加敏感，预示着准爸妈们的胎教越来越能被胎宝宝接受了。

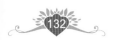

用游戏方式促进胎宝宝发育

胎儿在母体内有很强的感知能力，从这段时间开始，准爸妈可以有意识地和胎宝宝做一些游戏，可以增多胎儿活动，促进胎儿大脑发育。

做以下游戏时，如果能配以轻快的乐曲，可以帮助胎儿发育得更好。

项目	时间	步骤	作用
胎儿体操	孕5~6月开始	孕妈妈对胎儿进行轻柔抚摸式锻炼，即轻轻抚摸胎儿，使之在腹中"散步""荡秋千""踢腿"	能让胎儿感到心满意足，会有节奏地踢孕妈妈的腹部。有助于出生后孩子站、走的发展，使孩子身体灵敏、健壮
踢肚游戏	孕6~7月开始	1.孕妇全身放松，呼吸匀称，心平气和，仰卧在床上，头不要垫得太高，面部呈微笑状，双手轻放在胎儿位上。也可将上半身垫高，采取半仰姿势。一定要感到舒适 2.胎儿踢肚子时，孕妇轻轻拍打被踢部位几下；1~2分钟后，胎儿会在拍打部位再踢；改变部位，孕妇轻轻拍打腹部几下 3.改变部位，离上一次被踢部位不要太远。1~2分钟后，胎儿会在改变后的部位再次踢	促进胎儿大脑发育、增加胎儿体能

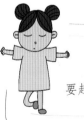

游戏胎教的手法宜轻柔，循序渐进，不可急于求成，时间不要超过10分钟，否则就会拔苗助长，适得其反。

二胎孕妈妈如何顺产

高龄二胎孕妈妈想要顺产，根据自身和胎儿情况，最好是孕4月就开始锻炼。孕中期孕妈妈可以进行正常的身体运动，每天至少进行半小时游泳、快步走，运动过程中每天要保持喝8杯水，做到微微出汗即可。

有氧运动很适合二胎孕妈，游泳、快步走、孕期瑜伽都可以，以此来锻炼孕妇的耐力。水中浮力大，游泳对于孕妇来说是更好的锻炼，对大腿内侧韧带的拉伸和呼吸、耐力是很好的训练。如果是行走，要注意甩开手臂、大步快步走。

TIPS

孕32周后，二胎孕妈可以考虑球操锻炼，这项锻炼可拉伸大腿内侧韧带，学习利用呼吸法减少分娩疼痛，通过孕期身心准备，都可以为二胎孕妈妈的顺利分娩加分。

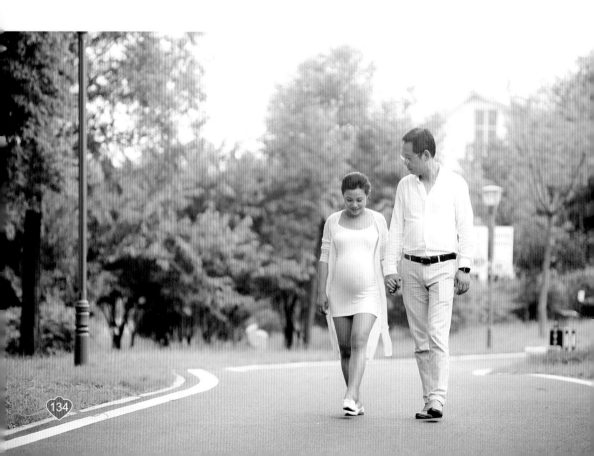

每周在线问答

 怀孕以来总是感觉疲惫，听说黑巧克力有增强免疫力、提神的作用，我可以经常吃吗？

 不建议孕妇多吃巧克力。因为巧克力所含糖分高、热量高，孕妈妈吃太多巧克力不仅会使身体发胖，还可能诱发妊娠期糖尿病综合征，导致孕期必需的营养素缺乏，这既会影响孕妇的身体健康，也不利于胎儿的生长发育。而且，巧克力中都含有可可成分，会影响胎宝宝神经系统发育，所以不建议孕妈妈大量食用。如果感觉疲惫，可以多吃含有维生素C和维生素E的水果，如樱桃、草莓等，还可以吃香蕉补钾，这样既能保持体内水分充足，又能起到提神的效果。

 大家都说怀孕前不能养宠物，现在到孕中期了，可以养吗？

 猫、狗及牛、羊家畜体内很可能含有弓形虫和其他寄生虫。有关部门检查测定，羊群中弓形虫的感染率为61.4％，猪为20.6％，牛为13.2％，鹅为35％，而狗尤为惊人，达70％以上。弓形虫的幼虫往往藏匿在这类受感染的动物肌肉细胞中，肉眼是无法看到的。弓形虫感染时，孕妈妈多无明显不适，或仅有类似感冒的症状，但却可能通过胎盘传染给胎儿，严重者可发生流产、死胎或影响胎儿脑的发育而发生小头、大头（脑积水）或无脑儿等畸形。为此，为了保障胎宝宝的健康发育，孕妈妈最好不要养宠物。

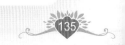

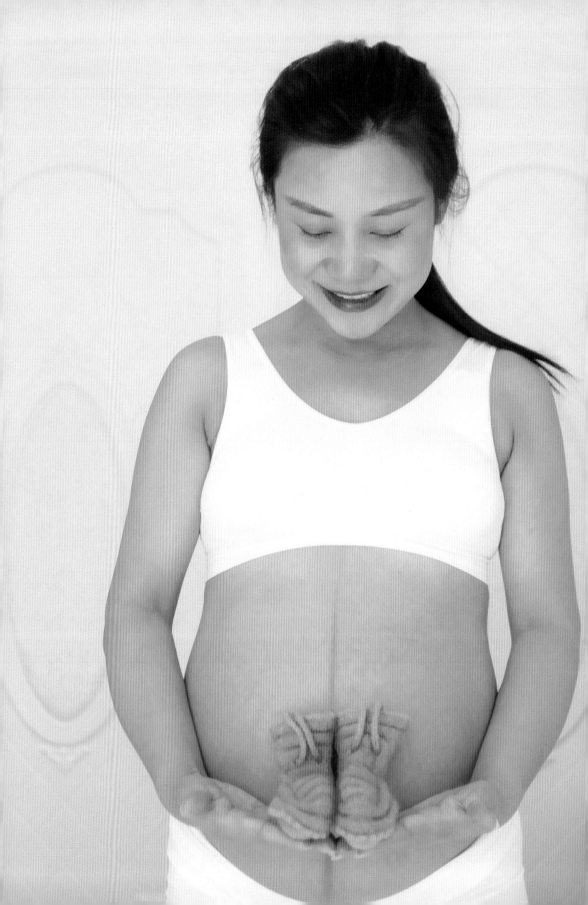

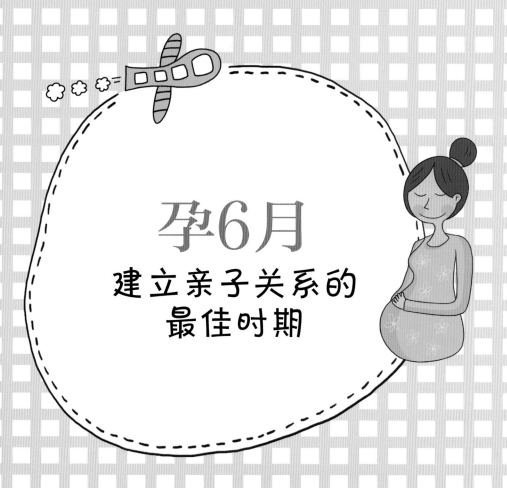

孕6月
建立亲子关系的
最佳时期

孕 21 周

胎宝宝形成活动和睡眠的规律

孕妈妈体态变化

孕妈妈体重增加了4千克~6千克，子宫底高18厘米~21厘米，肚子越来越大，下肢易感疲劳，有时腰腿酸疼，行动越发不便。而且，由于孕激素的分泌，手、足关节松弛，特别是呼吸费力感越来越明显，尤其是上楼梯时会觉得气喘吁吁，这是因为增大的子宫压迫孕妈妈的肺部。到孕后期会有所缓解。

胎宝宝发育状况

胎宝宝身长26厘米~30厘米，胎重360克~400克。双顶径约为5.22厘米，腹围约16.4厘米，股骨长约3.64厘米。现在，胎儿体外有一层白色的、滑腻状的胎脂覆盖，起到保护胎儿皮肤、避免被羊水浸泡受损的作用。胎宝宝现在平均每小时可动50次之多，常做扮鬼脸、吸手指、吞吐羊水等动作，孕妈妈能够越来越清楚地感受到胎动。

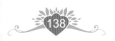

爱上火的孕妈妈吃什么

有些孕妈妈因为上火导致便秘、口腔溃疡、眼屎增多、困倦烦躁等症状，这时，就该考虑调节饮食了，因为食疗对爱上火的孕妈妈来说是最安全的。

上火可以吃点"苦"

中医研究发现，"苦"味食品是"火"的天敌。苦味食物中含有生物碱、尿素类苦味物质，有解热祛暑、消除疲劳的作用。如苦瓜，可以用凉拌、炒或煲汤等方式食用，都能起到去火效果。其他苦味食物如芹菜、芥蓝等，同样能清热解暑。

上火可以吃水果

除了多吃苦味食物，还要多吃甘甜爽口的新鲜水果和鲜嫩蔬菜。甘蓝菜、花椰菜和西瓜、山楂、苹果、葡萄等富含钙、镁，有降火的神奇功效，因此应多吃和常吃这些食品。

梨	把梨切片放入烧开的沸水中，稍微放点盐，沸腾后捞出来，吃梨喝汤，具有降火、清热、解毒的功能
西瓜	含有丰富钾盐，能弥补人体大量出汗造成的体内钾盐缺乏
西红柿	维生素C丰富
黄瓜	清暑、解热、除烦，孕妇上火的时候可适量吃
火龙果	含有丰富的矿物质，如钙、磷、铁、钾、钠、镁、锌等元素

食用豆类和奶类食物

绿豆	降暑功效非常出名，可以清热解暑、润喉止渴
酸奶	可滋阴、解热毒，且含有大量的水分，补充孕妇因出汗而损失的水分，同时还能给孕妇补充钙质，有助胎儿健康

TIPS

除了饮食调节，减少上火症状，良好的睡眠也有助于孕妈妈远离上火烦恼。

如何让胎宝宝配合B超检查

快做B超检查了，可是胎宝宝的姿势不正确，总是检查不到应查的项目该怎么办呢？

1.拍拍肚子。轻轻拍拍肚子，让胎宝宝醒过来活动活动，转转身。

2.爬爬楼梯。孕妈妈上下楼梯，可以帮助胎宝宝在子宫内转动身体。

3.吃吃东西。吞咽食物，引起胃肠变化，可能会让胎宝宝醒来。

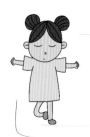

如果胎宝宝仍然"淘气"不肯配合，那就只好延期复查了。

胎动很频繁是不是宫内缺氧

什么是宫内缺氧

宫内缺氧是指过期妊娠及胎盘老化，输氧气与养料的能力低下，造成胎儿宫内缺氧甚至无氧时，或由于脐带绕颈、打结、扭转等原因造成胎儿宫内缺氧时，胎儿可发生宫内窘迫。

宫内缺氧的后果

缺氧初期往往胎动增多，胎儿因缺氧而变得躁动、不安，并力图把这种躁动感传递给孕妈妈。此时，孕妇自觉胎动极其活跃，甚至无法忍受；当胎儿宫内缺氧继续加重时，胎动逐渐变弱，次数减少，这是胎儿缺氧较严重的"红灯"信号，若此时仍未得到有效治疗（补给充足的氧气），胎儿就会因严重缺氧而胎动消失→心音消失→心跳停止→死亡。一般来说，从胎动停止到胎儿死亡，需要经过12～48小时。建议孕妈妈注意观察，做好每一次孕期的检查。

胎动频繁未必等于宫内缺氧

胎动是否频繁需要综合考虑，才能判断是正常的胎动，还是宫内缺氧等

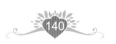

其他因素造成的胎儿不安。首先应了解孕妈妈理解的胎动频繁具体是多少次，是1小时内集中的胎动频繁，还是某1天的长时间内始终频繁动了多少次，抑或是进入孕中期后胎动始终保持频繁。如果是始终胎动频繁，这就并非宫内缺氧的症状。

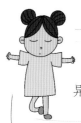

B超是孕期监测胎心的安全有效手段，一旦孕妈妈觉得胎动异常，都应及时入院。

双胞胎孕妈妈的注意事项

心理上坚强一些。虽然双胞胎宝宝会让孕妈妈在怀孕时更辛苦一点，但宝宝出生以后的乐趣也更大，所以孕妈妈需要调整心态，以轻松的心情享受和胎宝宝们相处的好孕时光。

营养补给上要更注意一些。这个阶段的孕妈妈胃口开始好转，可以为胎宝宝们输送更多供养了。双胞胎宝宝通常比单胎宝宝的分娩时间要早，需求营养要多，所以要从孕中期胃口好转后就开始尽可能保证胎儿有足够的营养，尽量做到蛋、奶、肉、蔬菜水果的均衡摄入，并且保证量的充足。

按时进行产检。双胞胎的产检更要按时进行，一旦发生不适，应及时就医。

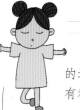

虽然双胞胎孕妈妈的肚子会更大，行动更加不便，但是适量的运动还是必要的，提高身体素质，才能更好适应孕期，而且也有利于胎宝宝吸收营养。

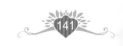

每周在线问答

 怀孕5个多月了，是不是可以开始游泳呢？

 水中浮力大，游泳对于孕妇来说是更好的锻炼，对大腿内侧韧带的拉伸和呼吸、耐力是很好的训练。怀孕5个月以上的孕妈妈视自身情况和胎儿情况可考虑适当进行游泳运动，不但不会伤害身体，还很有好处呢。

好处1：有助于顺产

孕妈妈在游泳的过程中可以很好地锻炼自己，有效增加肺活量，而产程中恰恰需要憋气用力，才能顺利分娩。并且，孕妈妈在水中不断变化体位，还有助于帮助胎位的纠正，让顺产变得更加容易。

好处2：预防便秘

经常游泳可以减少胎宝宝对孕妈妈直肠的压迫，使骨盆内血液回流更加顺畅，这样便可以有效避免瘀血，预防便秘，防止下肢水肿。

好处3：放松妊娠心情

游泳运动能帮助孕妇很好地缓解各种心情抑郁，有利于胎宝宝健康发育。

 孕中期，在饮食上还有什么需要特别注意的吗？

 孕妈妈在整个孕期都应该根据胎儿发育的不同需要特点来进补。

孕中期胎儿的生长速度逐渐加快，体重每天增加10克左右，胎儿的骨骼开始钙化，脑发育也处于高峰期；此时孕妇的胃口开始好转，孕妇本身的生理变化使皮下脂肪的储存量增加、子宫和乳房明显增大，孕妇本身的基础代谢也增加了10%～20%。

孕中期应保证食品的营养质量，孕中期应提高热能和各种营养素的摄入量。应避免挑食、偏食，防止矿物质及微量元素的缺乏；荤素搭配、合理营养；切忌食用未煮熟的鱼、肉；孕妇对热量的需要比孕早期明显增加。适当增加米饭、馒头等主食及鱼、肉、蛋、奶、豆制品、花生、核桃等副食；适当增加粗粮的摄入，如小米、玉米、红薯等；孕中期是胎儿骨骼发育的关键时期，孕妇对钙的需求量增加了40%。奶制品、豆制品、海产品、多叶的绿色蔬菜等都是较好的钙源。

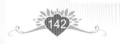

孕 **22** 周

胎动明显频繁起来

　　孕妈妈体重以250克/周的平均速度增长，截至本周，体重已经增长了4千克~4.8千克，宫高19厘米~22.5厘米，腹围80厘米~91厘米。由于子宫的增高压迫肺部，孕妈妈会感觉呼吸费劲，需要注意休息，不要过于劳累。

　　胎宝宝身长约27厘米，体重约450克，双顶径约为5.45厘米，腹围约为17.5厘米，股骨长为3.8厘米。因为体重较小，胎宝宝的皮肤还又红又皱，但是已经是个小宝宝的样子了，眉毛和眼睑已明显可见，嘴唇也越来越清晰。从本周开始，胎儿的体重进入大幅度增加期。

给胎宝宝讲故事

随着胎动的幅度与力量的不断增大，孕妈妈和胎宝宝的交流越来越多，就可以开始增加新的胎教内容了，如抚摸腹部、让胎儿听音乐、和胎儿对话、给胎儿讲故事等。此阶段胎儿的听神经与听觉系统迅速发展，孕妈妈或者准爸爸可以很好地利用这一段时间，通过声音和语言与胎宝宝交流，这是一种非常有益的方式，可以刺激胎宝宝的听力，达到有意识地对胎儿进行听觉训练的目的。

借助胎儿神经系统飞速发展的阶段，给予胎儿各感觉器官适时、适量的良性刺激，就能促使其发育得更好，为出生后早期教育的延续奠定良好的基础。例如，可以给胎儿播放优美抒情的乐曲，并把胎儿作为一个听众，与他聊天，给他讲故事、朗诵诗歌，尤其是准爸爸可以与胎儿进行有意义的对话等。

听力训练可随时进行，每次时间不宜过长，一般以3~5分钟为宜。随着胎儿月份的增长，对话内容可以灵活地调节和增减。

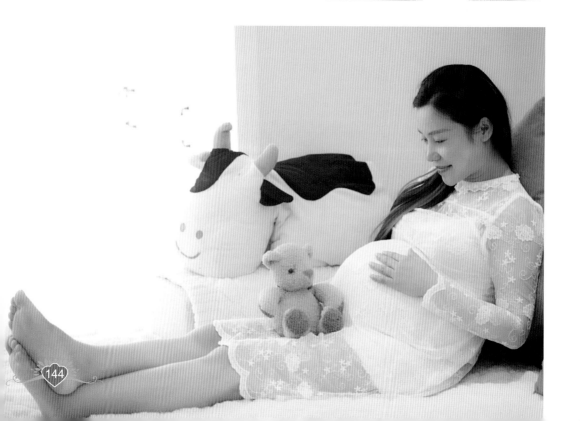

孕妈妈静脉曲张怎么办

孕期静脉曲张症状

虽然很多孕妈妈在怀孕期间都有腰腿酸疼的症状，但是如果孕妈妈发现自己站立时间稍长就小腿酸疼、足部肿胀，十分疲劳，而且腿部还出现青筋隆起，当站立或静坐较长时间的时候静脉曲张的症状会加重，并且随着妊娠时间的增加也会越来越严重。这时孕妈妈不要惊慌，但是要注意自己可能已经患了孕期静脉曲张，需要及时采取措施缓解痛苦。

孕期静脉曲张原因

怀孕后，子宫在胎儿成长过程中不断增大，逐渐压迫盆腔静脉，血液回流受到阻碍、减慢，导致小腿静脉曲张。

孕期静脉曲张应对

穿着静脉曲张袜

孕妈妈可以穿上专用的静脉曲张袜减轻静脉曲张症状，或者穿着高弹力尼龙袜之后在小腿部缠绕弹力绷带，或者医用棉纱布包裹缠绕小腿也能达到效果。注意应在下肢水肿较轻或每天刚起床症状较轻时开始穿着静脉曲张袜。

按摩疗法

孕妈妈躺卧，双足垫高，请家人用轻柔手法从足部开始按摩，然后到小腿、膝关节、大腿。注意动作温柔，且不要按压刺激到腹部。

站坐结合

经常坐着的孕妈妈需要常常活动脚趾、踝关节等部位，每0.5～1小时就起立慢慢走动5～10分钟，促进血液循环；经常站着的孕妈妈，每1小时应坐下休息10分钟，促进血液回流。

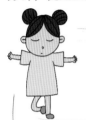

孕妈妈经常散步有利于增加下肢肌肉紧张度，预防静脉曲张。

孕妈妈晚上易醒、多梦怎么办

症状	原因
体态变化带来身体不适，难以进入深睡眠	随着胎宝宝的日渐发育，孕妇身体重心发生变化，腹部变形和体重增加，腰酸背疼，翻身吃力，容易苏醒，多年来养成的最佳睡眠姿势和习惯变得不再舒适
心率加快，易醒	为满足胎宝宝和孕妇的双重需要，心脏需要更大的抽血量和搏击频率，所以孕妈妈心率加快，感觉不适，夜间容易醒来
尿多，频繁起夜	胎宝宝使孕妈的肾脏负担加重，产生更多的尿液；同时增大的子宫不断压迫膀胱，储尿量减小，导致尿频
心理负担大，多梦	心理压力影响睡眠，特别是有些孕妈妈经常担心胎宝宝健康、分娩顺利度等问题，所以精神紧张，容易导致多梦、易醒

如何解决孕期睡眠问题

孕妇最佳的睡眠姿势为侧卧，双腿蜷曲。这样可以避免压迫下腔静脉（它担负着把子宫以下所有部位的静脉血液输送回心脏、重新补充养分的重要任务），保证血液循环畅通。

虽然孕妈妈容易有饥饿感，但是睡前2小时内也不要大吃大喝，免得胃负担过重，影响睡眠。可以早晨和中午多吃一些，晚上少吃一些会感觉很好。如果你有恶心、呕吐现象，临睡前可以吃几块小饼干压一压。

保持平静心态，睡前不要过度兴奋，可以冲个温水澡，喝杯热牛奶。

学会舒缓心理压力。如果孕妈妈自己难以克服压力，要与别人多交流，多学一些相关的知识，加强自信，摆脱烦恼，从而保证睡眠，促进健康。

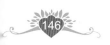

TIPS

孕妈妈可以培养自己白天睡觉的习惯。在白天困倦时睡0.5~1小时，既能弥补晚上睡眠的不足，又能提前适应产后照顾婴儿需要夜间起床的休息模式。

每周在线问答

Q 为什么说孕中期是胎教的最好时间？

A 通常在孕15周，孕妈妈已能感受到胎动。此时，标志着胎儿的中枢神经系统已经分化完成；胎儿的听力、视力开始迅速发育，并逐渐对外界施加的压力、动作、声音做出相应的反应，尤其对母体的血液流动声、心音、肠蠕动声等更为熟悉，对来自外界的声音、光线、触动等单一刺激反应更为敏感。利用这一阶段进行胎教，可以起到事半功倍的效果，不但能够有效推动、促进胎儿在宫内阶段的脑发育，而且对胎儿出生后的成长发育起到潜移默化的作用。

Q 现在经常感觉饥饿，每天要进餐三五次，这是正常的吗，怎么吃才有利呢？

A 进入孕中期后，孕妈妈食欲好转，不但恢复了一日三餐，还可能胃口大开，变得能吃起来，这是正常的。如果忍着饿，不进餐，反倒会影响健康。因为空腹饥饿感会让身体紧张，大脑会调动其他器官运转消除饥饿感，如果这种情况重复出现，会引发一系列身体机能异常反应，可能导致早产。所以，建议孕妈妈不妨在三餐之外再加两次零食，这对健康度过孕期有利。孕20周以后，孕妈妈可以选择营养丰富、低糖、低热量、高膳食纤维的食物做正餐之外的加餐，如红枣、板栗、花生、瓜子、水果、酸奶、鸡蛋、粗纤维饼干等。坚果中富含不饱和脂肪酸，对胎宝宝脑部发育有利，吃了还不容易饿，是首选零食。天然麦片或全麦食品富含粗纤维，有助于清除血管中的胆固醇，也是孕妈妈不错的选择。

孕 23 周

胎宝宝超过500克了

　　孕妈妈宫高约23厘米，子宫在脐上约3.8厘米的位置，体重每周增加250克左右，目前共增加约7千克，已经是个"大肚婆"了。这段时间的不适感可能包括：妊娠纹的增多带来的瘙痒、下肢酸疼以及水肿等。

胎宝宝发育状况

　　23周的胎儿骨骼肌肉发育完好，身长约20厘米，体重约500克。这时胎宝宝的听力基本形成，已经能够辨认孕妈妈说话的声音、心跳声、肠胃蠕动声。胎儿的嘴唇、眉毛和眼睫毛已清晰可见，视网膜也发育出微弱的视觉，总的来说，已经是个"迷你"宝宝了。

孕6月应进行胎儿畸形筛查

孕6月的产检中常规检查有血压、体重、血常规、尿常规、腹围、宫高、胎心率检查等。重点产检项目是B超大排畸，即通过做B超排查胎儿发育是否有严重畸形。

此时宫内环境便于B超检查，可视性好。此时宫内羊水相对较多，胎儿生长发育迅速，B超检查可以清晰地看到胎儿各个器官，便于发现如先天性心脏病、无脑儿、脑积水、脊柱裂，腹壁缺损、四肢短小、多囊肾、消化道闭锁等较明显的畸形。

如此时期发现畸形，比孕晚期便于治疗或及时终止妊娠。

定期产检对防止胎儿先天畸形，或不健康的胎儿排查是一种重要的手段，是保护胎宝宝健康的最佳检查方法。孕妇如满足做检查的基本要求，则一定要做；如达不到检查的基本体征要求，建议孕妇最好不要强行做超声检查，以免影响胎儿的健康发育。

排畸B超需要检查什么

常规项目	胎位、双顶径、枕额径、腹径、股骨长度、耻骨长度、羊水、胎动、胎心、胎心率、胎盘位置、胎盘厚度、胎盘分级、胎盘下缘
大排畸九项筛查	小脑，上唇，胃泡，心脏四腔，双肾，膀胱，胫、腓、尺、桡骨，脊柱，腹壁

本次检查并不能百分百排除所有先天畸形，因为胎儿细微的结构或是随着胎儿的发展，只有在妊娠后期才可以看到是否有异常。而且，超声检查还受孕妇宫内条件的限制（如肥胖、羊水过多、胎位固定等），都可能影响检出率。

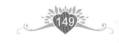

孕妈妈缺钙怎么办

孕妈妈缺钙的症状	具体表现
小腿抽筋	一般从怀孕5个月左右开始，不少孕妈妈在睡梦中有小腿抽筋感觉
牙齿松动	缺钙能造成牙齿珐琅质发育异常，抗龋能力降低，硬组织结构疏松。感觉牙齿松动是孕妈妈需要补钙的典型症状
妊娠期高血压疾病	缺钙与妊娠期高血压疾病的发生有一定的关系，如果孕妈妈正被妊娠期高血压困扰，也许就该警惕起来了
关节、骨盆疼痛	当孕妇体内钙不足时，为保证血液中的钙浓度维持在正常范围内，激素会刺激孕妇骨骼中的钙大量释放，所以产生关节、骨盆疼痛

多次少量均衡补

一杯500毫升牛奶，分成2~3次喝，补钙效果要优于1次全部喝掉。

最佳时间科学补

补钙的时间很重要，因为钙容易与草酸、植酸等结合，影响吸收，所以最佳补钙时间应是在睡觉前、两餐之间。而且，血钙浓度在后半夜和早晨最低，最适合补钙。

适度进食节制补

孕妈妈吸收钙质应控制在一定范围内，并不是越多越好，过度补钙反而会危害胎儿的发育。

维生素D配合补

维生素D能促进钙的吸收，孕妈妈应多晒太阳，或补充含维生素D的食物，或选择一些含有维生素D的复方钙制剂。

每个孕妈妈的钙质需求量是不相等的，因此，补钙的数量和制剂选择不能盲目，应由医生诊断后选择适合自己的补钙方式。

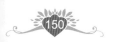

左侧卧是孕妈妈最好的睡姿

孕妈妈不宜俯卧

一般来说，怀孕的女性都应该避免俯卧姿势睡眠。特别是在怀孕的最后三个月，俯卧会对心脏造成更大的压力，因为婴儿的重量会对大静脉产生巨大的压力，而且还会容易使孕妈妈觉得背痛。俯卧还会对子宫产生压力，减少血流量，对胎儿不利。

建议孕妈妈左侧卧

有医生建议孕妇在怀孕的最后三个月要向左侧躺着睡，因为这样可以将最好的血流供给胎儿、子宫和肾脏。

在妊娠后期，子宫呈右旋转，左侧卧位可改善子宫的右旋转程度，由此可减轻子宫血管张力，增加胎盘血流量，改善子宫内胎儿的供氧状态，便以维持正常子宫动脉的血流量，保证胎盘的血液供给，给胎儿提供生长发育所需的营养物质，有利于胎儿的生长发育。同时还可减轻增大的子宫对孕妈妈主动脉的压迫。

TIPS

孕妈妈躺下时，尽可能采取左侧卧位，睡眠中即使改变睡姿也是正常的，只要感到舒服的睡眠姿势就是最好的姿势，不要因为不能保持左侧卧位而烦恼。

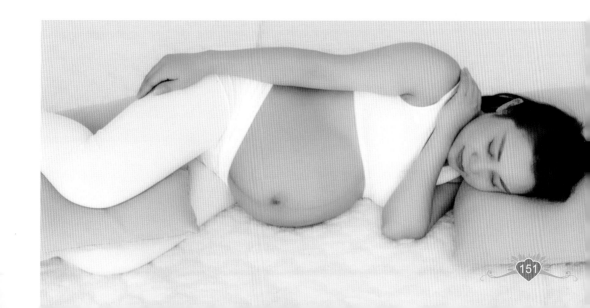

有助于顺利分娩的凯格尔运动

凯格尔运动，又称为骨盆运动，借由重复缩放部分的骨盆肌肉进行，目的在于借着伸展骨盆底的耻骨尾骨肌来增强肌肉张力。凯格尔运动是一个对孕妇的处方指定运动，用来让骨盆底做好应对诸如怀孕后期和生产所造成的生理压力的准备。

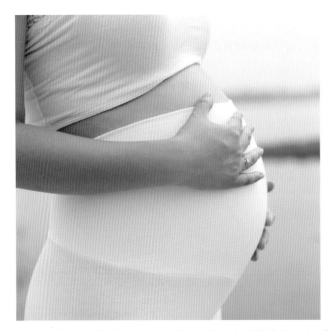

固定的练习阶段

1.站立，双手交叉置于肩上，两脚尖呈90度，用力夹紧。保持5秒钟，然后放松。重复此动作20次以上。

2.简易的骨盆底肌肉运动可以随时随地进行，以收缩5秒，放松5秒的规律，在步行时、乘车时、办公时都可进行。

自我训练阶段

1.平躺、双膝弯曲。

2.收缩臀部的肌肉向上提肛。

3.收紧尿道、阴道及肛门。

4.保持骨盆底肌肉收缩五秒钟，然后慢慢地放松，5~10秒后，重复收缩。

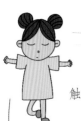

TIPS

运动的全程要照常呼吸、保持身体其他部分放松。可以用手触摸腹部，如果腹部有紧缩的现象，则要停止运动。

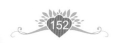

每周在线问答

Q 选择钙制剂补钙，是不是吸收率越高越好，钙含量越多越好？

A 　钙片吸收率越高，越可能是假冒伪劣产品。很多商家在广告上大肆宣传自己的钙片吸收率高，有些甚至达到95%，这都是虚假广告。事实上，钙制剂的吸收率基本相同，例如，碳酸钙的吸收率为39%，乳酸钙的吸收率为32%，葡萄糖酸钙的吸收率为27%等。所以孕妈妈基本可以判断，所谓吸收率越高的越可能是伪劣产品。但是钙含量确实是越高越好。市场上销售的各种钙制剂，在钙元素含量上有很大差异。孕妈妈在选购钙制剂时需要留心的是其中钙元素的含量，而不是钙化合物的含量，碳酸钙的钙元素含量最高达40%，而葡萄糖酸钙的钙元素含量最低，仅达9%。孕妈妈应根据自身需要合理补钙。

Q 月份增大后，走路越来越累，可是又要多散步，该怎么解决这个矛盾呢？

A 　孕妈妈首先要处理好休息和运动的关系，保证适量的运动，一旦觉得疲惫不堪，就应休息；其次，在走路时要掌握正确的孕期走路姿势，对身体大有好处。具体要点是，走路时应抬头，挺直后背，绷紧臀部，使身体重心稍向前移，便于较大的腹部抬起来，保持全身平衡地向前行走，眼睛既能眺望前方，又能平视脚前。这样一步一步踩实了再往前走，既可防止摔跤，又能轻松不累。孕妈妈在上楼梯时，可以按照先脚尖、后脚跟的顺序，将一只脚置于台阶上，同时挺直腰部，将重心前移，用后脚向前推进，这样既安全又能缓解劳累。

孕 **24** 周

防止妊娠期糖尿病造访

孕妈妈体重增加约5.1千克，宫高20厘米～24.5厘米，腹围80厘米～91厘米，在肚脐上3.8厘米～5.1厘米处可摸到子宫。从外表上看，孕妈妈的脊椎向后仰、身体重心偏前，已经一眼就能看出是个孕妇了。

胎宝宝发育状况

胎宝宝身长约30厘米，重约630克。双顶径约为6.05厘米，腹围约为19.7厘米，股骨长约4.36厘米。胎宝宝此时大脑发育得非常快，身体各项机能都在不断完善中，皱皱的皮肤为以后脂肪的增加留出位置。

孕妈妈此阶段要做"糖筛"

什么是"糖筛"

"糖筛"是妊娠期糖尿病筛查的简称，一般医生会建议糖筛高危的孕妇继续做糖耐量检查，以确诊有无妊娠合并糖尿病。

孕妈妈在孕24～28周时，所在的产检机构会安排进行糖耐量测试。

什么是糖耐量测试

就是人体对葡萄糖的耐受能力测试。如果糖耐量测试在服糖后血糖超过正常范围，表明机体糖耐量能力减低，也就是说身体对糖的吸收和利用比正常人差了。正常人为给糖后0.5～1小时血糖浓度迅速上升，2小时后恢复至空腹水平，如果服糖后2小时未降至正常水平，且尿糖阳性，即为糖耐量减低。

目前普遍使用卫生部关于妊娠期糖尿病诊断的行业标准，即孕早期空腹血糖正常的孕妈妈，建议在怀孕24～28周进行75克正规糖尿病试验，监测空腹及喝糖后1小时、2小时的血糖水平。若3项中任何1项达到或超过限定值，即空腹血糖及服糖后1小时、2小时的血糖分别为：5.1毫摩尔/升、10.0毫摩尔/升、8.5毫摩尔/升，即可诊断为妊娠期糖尿病。

妊娠糖尿病高危的因素

1.孕妇年龄≥35岁

2.孕前体重超重或肥胖

3.糖尿病家族史

糖耐量测试的前1日晚餐后禁食至少8小时至次日，因此去做糖耐量测试前，孕妈妈可适当带些零食，因为做完该测试后孕妈妈一定会感到非常饥饿，带些小零食有助于补充体力。

孕期糖尿病筛查时的注意事项

时间	注意事项
检查前两周	1.减少淀粉（面食）、糖分的摄入 2.尽量少食用主食，每餐主食量应少于100克（即少吃面食，米面等主食一天最好不超过250克） 3.不吃高油脂食品 4.尽量不吃含糖食品，这里的含糖食品指的是不经过任何转化，直接能被人体吸收的含有精糖的甜食、饮料，如巧克力 5.水果要限量，尤其是含糖量高的水果，要分散在正餐之间的时间吃 6.多吃蔬菜，每日不少于500克，以补充维生素和纤维素
糖筛或糖耐前一天	前天晚上8点以后不要进食，水也少喝
糖筛或糖耐时	1.喝糖水的时候不要太快，慢慢喝，一点一点地喝，不要一口气喝完，要在3~5分钟之内喝完 2.喝完后最好多走动，这样1小时内能量会有所消耗，会帮助降低血糖浓度 3.抽血时间要掌握好，按喝完后的1小时算，如果你从7点10分开始喝，7点20喝完，那需要在8点20分再次抽血

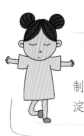

TIPS

孕妈妈一旦确诊为妊娠期糖尿病，应该进行规范的血糖控制，最主要就是饮食控制，注意营养均衡，要少食多餐，不要吃淀粉类食物，不要吃甜食。

孕妈妈头晕要谨防贫血

有些孕妈妈在孕期由蹲着的姿势站起来的时候，头会感到晕眩，眼前发黑，这种征状很有可能是由于孕妇贫血引起的。

孕妈妈贫血7大症状

1.经常感觉疲劳，即使活动不多也会感觉浑身乏力；

2.偶尔会感觉头晕；

3.脸色苍白；

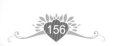

4.指甲变薄，而且容易折断；

5.呼吸困难；

6.心悸；

7.胸口疼痛。

孕妈妈贫血的危害

对孕妈妈	严重贫血可能引发心脏衰竭
对胎儿	胎儿宫内缺氧
	早产
	新生儿脑细胞发育受影响

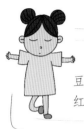

　　民间流行的"四红"对贫血有很好的食疗作用，即将红小豆、带红衣的花生仁、红枣按等量比例混合，加适量枸杞子，用红糖调味后炖煮，每天早上空腹趁热吃一小碗。

孕中期子宫增大的不适有哪些

症状一：上腹饱足感和胃灼热

　　原因：孕妈妈子宫增大将胃肠向上推移，使胃肠蠕动速度降低，从而使胃的排空变慢，常有反酸、嗳气、上腹压迫感等症状，是由于子宫增大造成胃部受压的结果。再加上孕期胃肠蠕动减弱，胃部肌肉张力低，尤其胃贲门部括约肌松弛，致胃内容物倒流到食道下段，食道黏膜受到刺激而产生胃区烧灼感，孕妈妈有"烧心"，即胃灼热感。

　　应对：指导孕妈妈选择少量多餐的原则，可以减少胃内容物体积，以缓解症状。

　　禁忌：饭后立即卧床、进食过多或摄取过多脂肪及油炸食品均会加剧"烧心"症状，加重胃部不适，故应避免。

症状二：心率加快、心慌气短

原因：子宫的增大还导致心率加快，孕妈妈有时候会感觉心慌气短。

应对：孕妈妈要适当休息，日常生活中注意补充营养。

禁忌：过于激烈的运动、劳累会使心跳加快，孕妈妈应避免。

症状三：皮肤瘙痒感

原因：孕23周的时候，子宫底的高度将近脐上2指，孕妈妈体重增加了5千克～7千克，比以前胖了许多。经常会感觉皮肤干燥，伴有一阵阵的瘙痒感，不

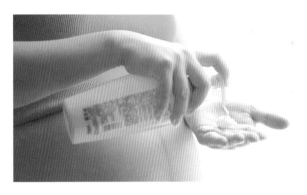

抓不快。这是雌激素在起作用。

应对：可以咨询医生外用一些止痒的药物。

禁忌：抓挠解决不了问题，不要用力搔抓，以免抓破感染。

症状四：尿频、尿急

原因：增大的子宫压迫膀胱，出现尿频、尿急，甚至咳嗽、擤鼻涕或打喷嚏时有尿外溢情况。

应对：孕妈妈做缩肛运动，训练盆底肌肉的张力有助于控制排尿。尿频、尿急以及孕期溢尿情况，在妊娠终止后，症状自然消失。

禁忌：控制水分的摄入会导致人体缺水，孕妈妈不能采取单纯不喝水的方式解决。

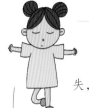

TIPS

子宫增大不适症状会在分娩后消失，有些会在妊娠后期就消失，孕妈妈不用过于担心。

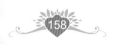

每周在线问答

Q 做糖筛、糖耐检查前几天饮食要规律，不能大吃甜食吗？

A 通常建议孕妈妈在检查前不要过度吃甜食，免得影响检查结果。因为检查前几天过度饮食会对检查结果有影响，大量摄入的甜食在某种程度上会反映到检查结果上，所以在夏天糖筛不过关的孕妈妈比例格外高，这和夏天孕妈妈喜欢吃西瓜有很大的关系。所以如果检查前大量吃过甜食，建议过2~3天后孕妈妈再去检查；但如果孕妈妈吃了很多甜食，糖耐结果也合格的话，那说明胰岛功能很好，无须担心。

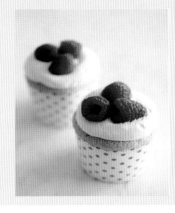

Q 孕妈妈拍照会不会对胎儿健康造成不好的影响呢？

A 正常拍照是不会影响胎儿的，但是怀孕7~8个月时孕妈妈很容易产生疲劳，拍照时应有家属护理陪伴，时间不宜过长，拍摄的姿势动作不宜幅度过大，免得因为摆姿势而伤损韧带。尤其是孕期出现过先兆流产或胎盘位置较低的孕妈妈更要注意，不要因为动作幅度过大而劳累，导致腹痛、阴道出血。

孕妈妈在拍孕妇照时，最好不要与他人共用化妆品，也不建议彩绘、贴图等，尤其要注意休息。

总之，只要孕妈妈在拍孕妇照时多加小心，就可以既享受到为人母的乐趣，又保护到胎宝宝的健康了。

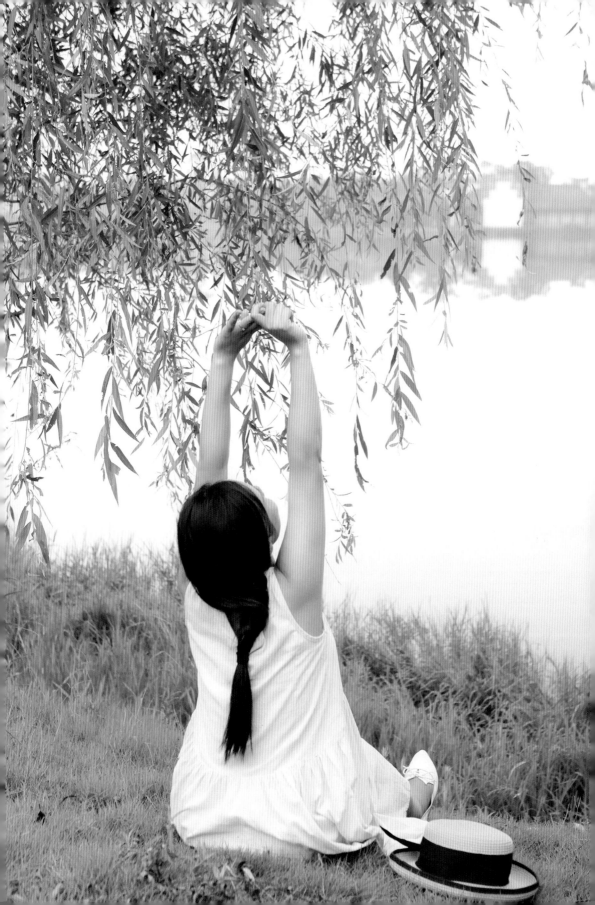

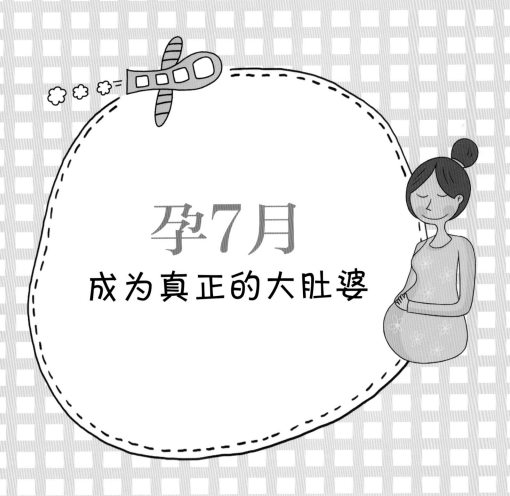

孕7月

成为真正的大肚婆

孕 25 周
胎宝宝大脑飞速发育

孕妈妈体态变化

　　孕25周的孕妈妈体重增长共约5.5千克，宫高为21厘米～25.5厘米，腹围为82厘米～94厘米。最近孕妈妈的腹部越来越大，妊娠纹和脸上的妊娠斑也明显起来，但是不用担心，分娩后这些孕期"小标识"都会慢慢消失的。

胎宝宝发育状况

　　胎宝宝身长约31厘米，重约750克。双顶径约6.39厘米，腹围约20.8厘米，股骨长约4.65厘米。身材越来越丰满，全身覆盖着一层细细的绒毛，大脑发育已进入一个高峰期，脑细胞迅速增殖分化，脑体积增大，闲着没事就爱把玩弹性十足的脐带。

孕妈妈牙龈出血如何应对

孕妇牙龈出血

30%～75%的孕妈妈会受到牙龈炎的影响。在妊娠3个月左右时，有明显的牙龈出血现象。孕4～7个月时，出现牙龈发红、肿胀、出血、疼痛，严重时牙龈缘可有溃疡和假膜形成。这种牙龈炎一般在怀孕后发生，分娩以后症状就可逐渐消退，所以称其为妊娠期牙龈炎。

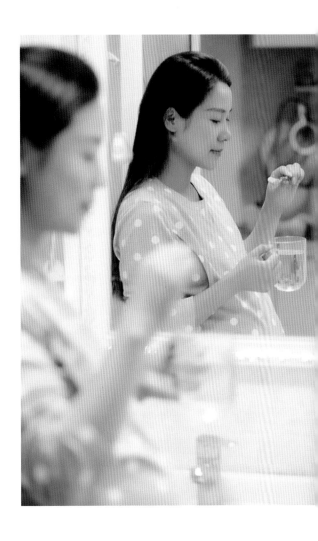

孕妈牙龈出血原因

由于孕妇体内的黄体酮含量增高、口腔供血量增加，导致牙龈毛细血管弹性减弱，发生扩张和弯曲，导致血液瘀滞引起的。产后体内雌激素、孕激素减少，症状会逐渐消失。

维生素C缺乏

缺乏维生素C也会导致牙龈出血，因此孕妈妈在怀孕期间要保证维生素C的摄取。

口腔清洁不够

食物残渣、牙垢堆积，口腔内的各种细菌大量繁殖，导致牙龈炎而发生牙龈出血。

咀嚼食物摩擦出血

如果孕妈妈本身患有牙龈病，那么在嚼东西时牙龈容易因摩擦而溃破，也会引起出血。

孕期牙龈出血的解决办法

选择合适牙具清洁口腔	换一个软毛质地的牙刷，减轻牙刷对牙龈的伤害，或者更换电动牙刷能有效按摩牙龈，令牙龈炎出血程度下降；选择含有氟化物的牙膏，但每次用量最好不要超过1厘米
采用正确的口腔清洁方式	采用竖刷刷牙法、巴氏刷牙法，轻柔用力，避免损害牙龈；养成餐后20分钟内刷牙的习惯，防止食物残渣堆积
补充维生素和钙质	饮食上也要多注意补充富含维生素C的食物，多吃水果、蔬菜
安排专业牙科医生护理牙齿	牙科医生能够清除牙刷刷不到的菌斑和牙垢

孕妈妈如果在刷牙时发现牙龈出血，可在温水中溶入一些海盐来漱口，也能消毒杀菌，起到消炎作用。另外，巴氏刷牙法适用于刷牙时易出血的的孕妈妈。

如何分辨潮湿是尿液还是羊水

孕期月份越大，孕妈妈的膀胱所受到的压力越大，会有漏尿现象发生，有时会让孕妈妈担心，内裤上的潮湿是正常的尿液还是羊水，以下小方法可以帮助孕妈妈分辨潮湿处到底是羊水还是尿液。

从气味分辨

尿液的气味浓，甚至刺鼻；而羊水的气味自然，甚至发甜。

羊水试纸

可以购买试纸，将它贴在内裤上，从颜色的变化可以分辨究竟是羊水还是尿液。

羊水：pH为7.0～7.5；

尿液：pH为5.5～6.5。

如果是羊水破裂渗出，之后很快有一些孕妈妈就能感觉到小腹阵痛或宫缩。

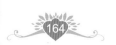

每周在线问答

 请问现在胎盘成熟度0级是正常的吗？

正常的。胎盘随着孕期进展逐渐成熟，胎盘成熟度分级就是用来衡量胎盘成熟程度的一项标准，通常分为4个级别：0级、1级、2级和3级。

0级标志胎盘还没成熟：一般在妊娠中期，在孕12～28周；1级标志胎盘成熟的早期阶段：孕30～32周，胎盘成熟的早期阶段，还可以为胎儿传输营养；2级标志胎盘已经成熟：一般在孕36周以后，胎盘已接近成熟；3级标志胎盘已衰老，由于钙化和纤维素沉着，使胎盘输送氧气及营养物质的能力降低，胎儿随时有危险。如果37周以前发现胎盘3级，并结合双顶径的值及对胎儿体重估计在2500克者，应考虑胎盘早熟，警惕发生胎儿宫内生长发育迟缓的可能。

 上次孕检时医生说25周后要做关于病毒的检查，我不太了解这是什么检查，能讲解下吗？

孕25～28周期间，孕妈妈要做乙型肝炎抗原、梅毒血清试验和德国麻疹的检查。这一阶段为孕妈妈抽血检查乙型肝炎，是为了检查孕妈妈本身是否带抗原或已感染到乙型肝炎，如果孕妈妈的乙型肝炎两项检验结果都是阳性，那么需要儿科介入，在未来新生儿分娩后的24小时内，为婴儿注射疫苗，以免宝宝遭受乙肝病毒感染。有些孕妈妈不明白，自己在初次孕检时已经做了梅毒、艾滋病检验，为什么要再次化验呢？这是为了再次确认孕妈妈前次所做的梅毒检验结果，以便保障胎儿健康，在胎儿未出生前，为检验结果为阳性的孕妈妈彻底治疗。至于德国麻疹方面，孕妈妈除了要抽血检验，还要了解孕妈妈之前有没有注射过疫苗，如果注射过，检验结果会呈阳性反应。其实，注射过麻疹疫苗的女性最好在注射后3～6个月内不要怀孕，以免对胎儿不利。

孕 26 周
孕妈妈的身体越来越沉重

孕妈妈体态变化

孕妈妈体重共增加了约6千克，宫高21.5厘米~26.5厘米，子宫位置从耻骨联合量起约为26厘米，近期可能会感觉腿麻、行动更加不便，孕妈妈只能耐心等待宝宝的出生了，分娩后这些症状才会消失。

胎宝宝发育状况

26周胎宝宝的身长约32.5厘米，坐高约为22厘米，重800克~950克，胎宝宝双顶径约为6.68厘米，腹围约21.9厘米，股骨长约为4.87厘米。从现在到出生，胎儿的体重将会增长3倍多，足够的脂肪可以保护胎宝宝出生后适应外界温度。

预防体重增长过速

孕后期体重增长过速的危害

如果孕妈妈缺乏对孕期合理营养知识的了解，易导致孕后期营养摄入过多，体重增长过快，造成胎儿出生体重超重，出生后并发症增加以及分娩时剖宫产等手术产率增加。医学研究目前已经明确，胎儿出生体重过大，儿童期、成年期发生肥胖以及糖代谢异常的风险将明显增加。

孕妈妈到底每天吃多少合适

孕早期	这个时期的胚胎发育并不需要太多热量，但是需要丰富的维生素和矿物质，可以多吃含叶酸的食物，或者补充含叶酸的多种维生素	孕早期水果建议摄入量为每天100克~200克
孕中期、孕晚期	每天的热量摄入可以酌量每千克体重增加300卡（孕中期）或450卡（孕晚期）	每日水果推荐的摄入量为100克

孕期体重增长标准

不同体形的孕妈妈应了解自己孕期体重增加的范围，从怀孕早期注意自己体重变化是否在正常范围，不要到了孕晚期才发现体重增长明显超过标准范围。孕期不同阶段体重增长可参考下表。

1.单胎妊娠孕妇体重增加建议：

怀孕前体重/标准体重	孕妇体重增加	孕中期、孕晚期体重增加
BMI值为瘦型	12.5千克~18千克	0.51千克/周
BMI值为正常	11.5千克~16千克	0.42千克/周
BMI值为偏胖	7千克~11.5千克	0.28千克/周
BMI值为过度肥胖	5千克~9千克	0.22千克/周

2.多胎（双胞胎、三胞胎）孕妇体重增长建议：

体重正常者可增加17千克~25千克，

超重者可增加14千克~23千克，

肥胖者可增加11千克~19千克。

适量运动可消耗多余热量

孕妇要避免进行激烈的运动，激烈运动有可能会造成流产或对孕妇自己造成伤害。但是适度的孕期运动对于孕妇来说是非常有益的，不仅能够放松孕期心情、增强体质、消耗多余的热量，还有助于预防怀孕期间可能发生的妊娠高血压疾病、妊娠糖尿病综合征等疾病。

大多数女性在怀孕后仍然可以进行怀孕前的大部分运动，如散步、游泳、瑜伽等，这些运动都是安全的。

孕期不同阶段适合哪些运动

孕早期	胎盘不稳定，大量运动容易引起流血和子宫收缩	建议此时期孕妇在家里做些日常的家务或者是散散步
孕中期	胎盘的附着比较稳固，而且子宫不是很大，对孕妈妈心肺的压力也不是很大	孕妈妈可以较多地进行常规的活动
孕晚期	胎儿已经比较大，部分孕妈妈可能还会出现水肿等问题，活动不便	运动量要因人而异，活动特别不便的孕妈妈可以适当减少运动
37周胎儿足月之后	经医生评估具备阴道分娩条件的孕妈妈	可以适当多做运动，如爬楼梯，这样一方面可以增强与分娩相关肌肉的力量，便于分娩时的用力。另一方面便于胎头入盆，为顺利分娩做准备

"谈话测验"是运动量自我监控的方式之一

可以用来判断运动强度、运动量的大小。如果孕妈妈在从事运动过程中还能与他人正常交谈，就说明目前的运动强度非常适合。如果在运动过程中不能正常与人交谈，就应当降低运动强度了。尽管"谈话测验"的方式偏于保守，却非常有益处。

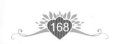

脉搏测试运动量

运动后，数出1分钟脉搏的跳动次数，这就是心率。孕妇在运动时，可以通过自测脉搏来检测自己运动是否适度，及时调整运动强度，以免适得其反。建议孕妇在运动时最好将心率控制在每分钟150次以下。

在孕期不能进行的运动

潜水	回升到水平面时，潜水员的身体需要经过一个气体解压缩的过程，使得体内来不及经循环系统扩散出体外的气体从溶解状态释放出来。孕妇体内的胎儿还不具备气体解压缩的能力，因此气体解压缩产生的气泡对胎儿来说可能是致命的
竞技体育	在怀孕期间不能进行足球、橄榄球或是篮球等竞技体育项目，以防在运动中腹部受到撞击，因为腹部的任何撞击对胎儿的健康发育都可能带来巨大的危险
举重	对于孕妇来说，轻量级或是中量级的重量还是可以允许的，但不能进行剧烈的极限重量训练。举起过重的重量将会减少血液向胎盘的流动，对胎儿的健康极为不利

TIPS

患有心脏或呼吸系统疾病、高血压、子宫疾病、孕期胎盘有问题的孕妇在孕期运动时需要特别注意运动安全，不适宜的孕期运动可能会造成孕妇早产。

孕妈妈慎防妊娠高血压疾病

如果孕妈妈在怀孕20周后出现高血压，但尿液中没有出现蛋白质，就可诊断为妊娠高血压疾病，也称妊娠诱发高血压。妊娠高血压疾病，多数发生在妊娠20周与产后两周，患妊娠高血压疾病的孕妈妈概率约为百分之五。

妊娠高血压疾病具有遗传易感性，有家族史的孕妈妈应该格外注意，可以自孕20周起每日补钙2克，自孕16周开始，每天补充维生素E和维生素C也会有帮助。

妊娠高血压疾病病情较轻时，无明显症状；第一胎妊娠期如患有妊娠高血压疾病，第二次妊娠极有可能再次出现，所以应密切注意。

患妊娠高血压疾病的孕妈妈应在保证休息的前提下运动，每天休息10小时以上。

妊娠期服药，医生给的都是对胎儿影响小的药物，应按照血压状况决定是否需要继续服药，不能擅自停药。

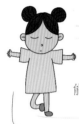

TIPS

虽然身材肥胖的孕妈妈患病风险更高，但瘦小的孕妈妈也可能患妊娠高血压疾病，不能掉以轻心。

如何读懂B超胎龄的含义

在B超检查中，医生会根据胎儿几个部位的测量数值，初步预测胎龄。如果孕妇记不清末次月经时间，就可通过B超预测胎龄，推测预产期。进行胎龄评估还有更重要的意义，即推断胎儿在宫内的发育情况，如是否有宫内发育迟缓。

每个胎儿之间都存在着一定的个体差异，遗传、人种、营养、疾病等因素，对胎儿的发育都有一定的影响。一个身材高大的孕妇和一个身材矮小的孕妇相比，胎儿的各项指标可能会有一定的差异。临床上常会出现这样的情况，早期妊娠预测的胎龄，与孕中晚期预测的胎龄不一致。这主要是因为孕早期胎儿间的个体差异不像孕中晚期那样明显。

TIPS

通过B超预测胎龄也存在很大的误差，在分析预测结果时，要考虑正常的变化范围，以及孕妇月经周期的变化，还有医生操作的准确性等。如果预测结果比实际孕龄大或小，并不都意味着胎儿发育异常，还应做具体分析，或间隔一定时间后复查。

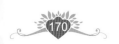

每周在线问答

什么是胎毒？老人常说的清胎毒，有用吗？

　　"胎毒"是一种对婴儿湿疹的传统说法。清胎毒这一说法在南方比较流行，通常人们觉得南方的气候湿热，所以孕妇在分娩前都要做去胎毒的工作，否则宝宝出生后皮肤就容易长疮、红疹等。其实孕期并没有所谓的胎毒。倒是应该在孕中期开始注意饮食，不要大鱼大肉大吃大补，以及食用过量的辛辣和煎炸食物。也就是说，只要注重科学合理膳食，保证营养，同时多补充各类蔬菜、水果，保证水分、膳食纤维和各种微量元素的摄入，保证新陈代谢良好，自然就不会有所谓的"胎毒"。

孕期缺锰是怎么造成的，会有什么影响？

　　一般说来，以谷类和蔬菜为主食的人不会发生锰缺乏，但由于食品加工得过于精细，或以乳品、肉类为主食时，则往往会造成锰摄入不足。研究表明，缺锰容易造成显著的智力低下，特别是妊娠期缺锰对胎儿的健康发育影响更大，母体缺锰能使后代产生多种畸变，对骨骼的影响最大，或导致关节严重变形。因此，孕妇适当多吃些水果、蔬菜和粗粮，有助于补充锰。

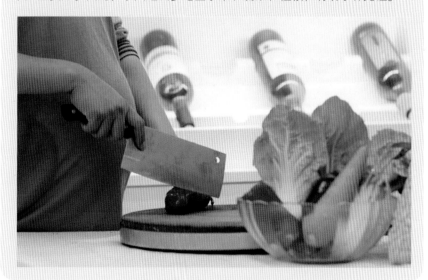

孕 27 周

胎宝宝能睁开眼睛了

孕妈妈体态变化

孕妈妈的体重增长了大约6.4千克，子宫约在肚脐上7厘米处，宫高22.5厘米~27.5厘米，腹围82厘米~94厘米。羊水约700毫升。胎宝宝的胎动可能会让肚子像波浪一样地动起来，膨胀的肚子让孕妈妈弯腰系鞋带成为难题，并且腹部还在继续增大，孕妈妈的乳房胀痛、腰腿疼痛仍然时有发生，甚至越发严重。

胎宝宝发育状况

27周的胎宝宝身长约34厘米，体重约1100克。双顶径的平均值为6.98厘米，腹围约22.9厘米，股骨长约为5.1厘米。胎儿神经细胞发育越发完全，现在能够分辨出甜味或苦味，嗅觉也形成了。胎宝宝脂肪越来越多，身体不断长大，非常可爱。

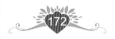

开始学习拉梅兹呼吸法

通常，孕妈妈可以从怀孕7个月开始进行拉梅兹呼吸法的训练。拉梅兹呼吸法是一种心理预防式的分娩准备法。这种分娩呼吸法主要通过对神经肌肉的控制、产前体操及呼吸技巧训练，有效让产妇在分娩时将注意力集中在对自己的呼吸控制上，从而转移疼痛，放松肌肉，加快产程。

基本姿势

地点：在床上或在地板上，铺一条毯子准备开始。

环境：可以播放一些优美的胎教音乐。

姿势：孕妈妈盘腿而坐，身体完全放松，眼睛注视着同一点。

第一阶段	胸部呼吸法	分娩开始时宫颈开3厘米左右：孕妈妈可以感觉到子宫每5~20分钟收缩一次，每次收缩长30~60秒	1.身体完全放松，眼睛选定一个定点凝视 2.进行廓清式呼吸：鼻子慢慢深吸一口气，冉以口缓慢吐出，并全身放松 3.鼻子吸气5秒，再以口缓慢吐气5秒，腹部保持放松 4.一次吸气吐气过程约10秒，并进行6~8次胸式呼吸，直到子宫变软，不痛为止，结束后再做一次廓清式呼吸 5.每天进行5次，每次约60秒
第二阶段	嘻嘻轻浅呼吸法	宫颈开至3厘米~7厘米，子宫的收缩变得更加频繁，每2~4分钟就会收缩一次，每次持续45~60秒	1.完全放松，眼睛选定一个定点凝视 2.先做廓清式呼吸身体 3.鼻子吸气，再以口缓慢吐气5秒，腹部保持放松 4.配合子宫收缩的强弱，来决定呼吸的快慢，子宫收缩增强则加快呼吸速度，子宫收缩缓慢则减慢呼吸速度。由于子宫收缩程度由弱至强，再由强至弱，因此，呼吸的速度应由慢而快，再由快而慢 5.吸气吐气过程配合子宫收缩持续时间，为45~60秒，最后以廓清式呼吸结束 6.每天5次，每次以60秒为宜
第三阶段	喘息呼吸法	当子宫开至7厘米~10厘米时：子宫每60~90秒钟就会收缩一次，这已经到了产程最激烈、最难控制的阶段了	1.完全放松，眼睛选定一个点凝视 2.先做廓清式呼吸 3.微张开嘴巴吸吐发出"嘻嘻嘻"的声音 4.连续4~6个快速吸气，再吐一次气，以吸吐为一个循环，并反复进行，直到子宫收缩结束 5.伴随子宫收缩的强度调整速度 6.吸及吐气量需一样（即分段将气吸饱，再一次将吸饱的气吐完），避免过度换气 7.再以廓清式呼吸结束

第四阶段	哈气运动	进入第二产程的最后阶段	1.深吸一口气，接着短而有力地哈气，如浅吐1、2、3、4，接着大大地吐出所有的"气"，就像在吹一样很费劲的东西 2.孕妈妈学习快速、连续以喘息方式急速呼吸，如同哈气法，直到不想用力为止，练习时每次需达90秒。
第五阶段	用力推	宫颈完全扩张到胎儿娩出	1.孕妈妈此时要长长吸一口气，然后憋气，马上用力 2.孕妈妈下巴前缩，略抬头，用力使肺部的空气压向下腹部，完全放松骨盆肌肉 3.需要换气时，保持原有姿势，马上把气呼出，同时马上吸满一口气，继续憋气和用力，直到宝宝娩出 4.每次练习时，至少要持续60秒用力

新生儿奶粉的准备

需要给新生儿准备奶粉吗

即便是决定母乳喂养的孕妈妈，也还是要准备婴儿奶粉的。因为产后很多新妈妈都不能马上分泌乳汁，或者分泌的乳汁还不够充足，无法立即达到足够喂哺宝宝的泌乳量，所以提前准备一份奶粉还是有必要的。

新生儿奶粉如何选择

基本原则：适合宝宝体质。

食后无便秘、无口气、无皮疹、无腹泻、眼屎少、大便正常、体重和身高等指标正常增长。

选择标准：是否接近母乳。

母乳是宝宝最好的营养品，挑选奶粉时首先看它们的成分是否接近母乳，是否能模拟母乳的功能。

孕妈妈如果条件许可，尽量选择大品牌、研发能力强、资金雄厚的大公司产品，相对来讲，质量更可靠，更有保障。

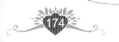

每周在线问答

Q 孕27周能不能乘坐飞机？

A
怀孕前3个月和后3个月不建议乘坐飞机，孕27周的孕妈妈可以乘坐，但要注意休息，有人陪伴。孕32～35周（不含）的孕妇乘机，应提供医生在旅客乘机前7天内开的诊断证明书，并经国航股份指定的医院盖章和该院医生签字方能生效。航空公司通常不予接受怀孕35周及以上的孕妇乘坐。

Q 超声检查胎宝宝胎龄小，该怎么办呢？

A
小于胎龄儿指出生体重在相同胎龄平均体重的第10个百分位以下的婴儿。我国将足月出生，但体重在2.5千克以下或身长低于47厘米的婴儿称为足月小样儿，是小于胎龄儿中发生率较高的一种，通常由于患病或孕期进食少等原因，导致胎儿在宫内发育不良，出生后身材矮小。大多数小于胎龄儿，在出生后得到合理充足的喂养，有追赶性生长现象，2岁前可以达到正常儿的身高。如果到2岁时身高仍矮于正常水平，其中的80%将达不到成人的正常身高。孕妈妈目前B超检查胎龄偏小，先不要担心，应加强营养，并及时进行妊娠并发症、宫内感染、胎盘健康度等检查，以便最后治疗。

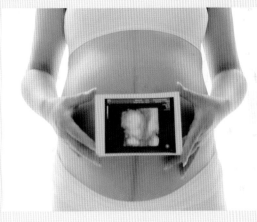

孕28周

胎宝宝时常做做美梦

开始进入孕晚期的孕妈妈体重目前共增长约6.8千克，宫高21厘米~24厘米。因为腹部的不断增大，现在孕妈妈经常感到腰腿疼痛，对胎动的感受也更频繁了。有时会觉得肚子发紧发硬，这就是假宫缩。

胎宝宝发育状况

本周胎宝宝身长约35厘米，坐高约26厘米，胎重约1150克。双顶径约7.24厘米，腹围约24厘米，股骨长约5.35厘米。现在胎宝宝有了睡眠周期，喜欢吮吸手指，一边继续囤积脂肪，一边在羊水内指指点点地做游戏。

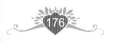

感觉到的是宫缩，还是胎动

宫缩，是子宫的生理性收缩，主要包括假宫缩和真宫缩两种类型。

真宫缩是分娩的主要征兆之一。宫缩开始时，是不规则的，强度较弱，随着时间的推移而变得有规律，强度增大，持续时间延长，间隔时间缩短，如间隔时间在2～3分钟，持续50～60秒。

孕妈妈在28周感觉到的基本是假宫缩，也叫迁延宫缩，不用担心，但是要注意区分宫缩和胎动的差别。

腹胀的范围不同	胎动：是腹部局部可能会有发胀或紧绷感，不会整个腹部都有感觉 宫缩：是整个腹部都有腹胀感，而且时有时无
发生的频率不同	胎动：比较突然，是一下一下的，胎动时孕妈妈一般不会有不适感 宫缩：缓缓地发生，子宫逐渐变硬，会有腹胀或者腹痛感。
发生的部位不同	胎动：是间断的，感到胎动的部位与胎儿在子宫中运动的部位是一致的，而且经常变换。因此在子宫的任何部位，在不同时间均可感到胎儿运动而造成的感觉 宫缩：整个子宫发硬，腹部发胀、下坠，甚至有时有尿意或便意

TIPS

假性宫缩带来的不适感可以靠孕妈妈的活动适当缓解，但是如果是真正分娩时出现的宫缩，无论做什么，宫缩都不会停止，而且会逐渐加强。

如何进行胎动计数

胎动是胎宝宝传递给孕妈妈的信息

胎动变化能反映胎儿在子宫中的状态，通过胎动计数可以初步判断胎儿在宫内的安危。

正常情况下，妊娠20周左右孕妇便感觉到有胎动，20周后胎动次数逐渐增多，孕28～32周时达到高峰，孕32周后又逐渐减少，过期妊娠（孕42周后）胎动

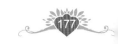

次数减少更为明显。

胎动变化规律具有"生物钟"的现象，在一天之内胎动次数有变化，上午8～12时胎动均匀，以后逐渐减少，下午2～3时减至最少，晚上8～11时又增加至最多。当宫内缺氧或应用镇静药时，胎动次数减少或消失。

胎动计数相关事项

时间：正餐后卧床或坐位计数。

频率：每日3次，每次1小时。

计算方法：每天将早、中、晚各1小时的胎动次数相加乘以4，就得出12小时的胎动次数。

胎动计数意义

频率	如果12小时内胎动数大于30次，说明胎儿状况良好
	如果12小时内胎动数为20~30次，应注意第二天计数
	如12小时内胎动数不足20次为异常，要作进一步检查
	如12小时内胎动数少于10次，则表明胎儿有危险，在子宫内有缺氧现象
	如果在一段时间内胎动超过正常次数，胎动频繁，或无间歇地躁动，也是宫内缺氧的表现
	胎动次数明显减少直至停止，是胎儿在宫内重度窒息的信号
位置	妊娠28周后，胎动部位多在中上腹，很少出现小腹下部
	如果小腹下部经常出现胎动，则可视为异常，表明胎位不正常

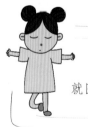

TIPS

如果胎动急剧减少或胎动频繁之后突然减少，一定要及时就医。

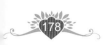

胎宝宝对准爸爸声音情有独钟

每天对胎宝宝说说话，有助于开发胎宝宝听力、智力，培养与胎宝宝的感情，而且科学研究表明，胎宝宝对准爸爸的声音更喜欢。因为胎宝宝在子宫内适宜听中、低频调的声音，而准爸爸的说话声音正是以中、低频调为主。因此，准爸爸坚持每天对子宫内的胎宝宝讲话，最能够让胎宝宝熟悉父亲的声音，从而唤起胎宝宝积极的反应，有益于胎宝宝出生后的智力发育及情绪稳定。另外，很多新生儿在被爸爸逗时会哭。这也是因为在胎儿时期对男性声音不熟悉，和对准爸爸的了解度不够，所以，为了消除宝宝未来对爸爸的不信任感，准爸爸应在孕期就主动对胎宝宝开展讲话、聊天、朗诵、唱歌等活动，让胎宝宝感受到准爸爸的爱。

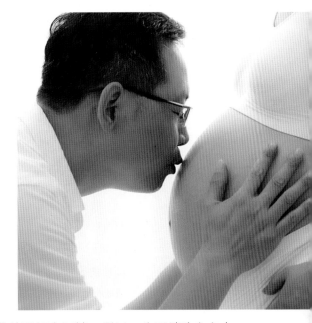

准爸爸经常呼唤胎宝宝

准爸爸通过声音和动作对腹中的胎儿进行呼唤训练，是一种积极有益的手段。怀孕5个月后，胎宝宝具有辨别各种声音并能做出相应反应的能力，准爸爸就应该抓住这一时机经常对胎宝宝进行"对话训练"，也就是"呼唤"。

准爸爸用柔和的声音给胎宝宝唱歌

准爸爸可以在孕妈妈临睡前给胎宝宝哼一些歌曲，让胎宝宝不断地听到准爸爸歌声，传递具体的爱的信息。

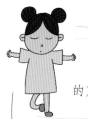

TIPS

建议孕妈妈外出切勿到嘈杂的地方，胎宝宝最讨厌听到嘈杂的声音或强烈的高音。

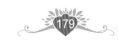

肚子中间的黑线正常吗

激素改变让"白线"变"黑线"

身体左右两边对称发育，而后在中间出现连接形成的纹路就是所谓的中线，也就是说，不论怀孕与否，每个人的身上都可看出隐隐的一条白线，差别只是颜色的深浅。

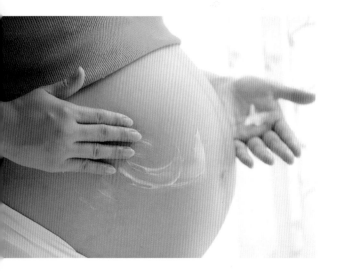

有些人色素沉积较多，肚脐下方就会隐约看见这条线，但大部分人都不明显。

怀孕以后，由于孕期雌激素和雄激素分泌不平衡，使色素加深加重，造成皮肤底层色素沉积。导致腹部的白线出现色素沉着，渐渐变成黑线，此时，"白线"改称为"妊娠中线"，大部分怀孕期孕妈妈都会产生妊娠中线。

每个人的妊娠线深浅不一，正常吗

每个孕妈妈的妊娠中线产生时间与孕妈妈个人体质、年龄、肤色、孕激素多寡都会有影响。通常是在孕妈妈肚皮隆起后，中线才逐渐出现，有些孕妈妈到怀孕后期较为明显。一般来说，皮肤偏白、平时长痘不易留印的孕妈妈，妊娠线也会较浅；而皮肤较黑、平时色素易沉积的孕妈妈（比如伤口易留痕迹等），妊娠线会偏深。所以每个人的妊娠线颜色深浅不同是正常的。

妊娠线会消失吗

通常会在产后几个月到一年内逐渐消失，也有些妈妈是一两年后消失或未完全消失，消失时间因人而异。

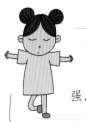

TIPS

可用橄榄油每天涂抹一次肚皮，皮肤吸收养分后，弹性会增强，有利于黑线的消失。

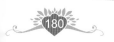

每周在线问答

什么叫围产期，围产期需要注意什么？

围产期是指怀孕满28周，胎儿体重达到或超过1160克，至产后7天的这段时期。首先，要注意围产期保健。因为在这段时期，孕妇及胎儿容易发生危险，如果发现异常要及早治疗。为使孕妈妈健康并很好地保护胎儿、新生儿的成长发育，进入围产期也就是孕28周以后，孕妈妈需要每两周孕检一次。另外，现在可以正式开始准备待产用品了，以便更好，更充分地迎接小宝宝的到来。

现在用手电筒照肚子会促进胎宝宝视觉发育、会伤害胎宝宝吗？

孕7个月后，可以每天用手电筒紧贴孕妈妈腹壁，照射胎头部位，每次持续5分钟左右。结束时，可以反复关闭、开启手电筒数次。这样做能促进胎宝宝视觉功能的建立和发育，光能够通过视神经刺激大脑视觉中枢。做过光照胎教的胎宝宝出生后视觉敏锐、协调，专注力、记忆力也比较好。实验证明，适当的光照对胎宝宝的视网膜以及视神经有益。但是切忌过强的光源长时间照射，那会对胎儿的视觉及神经系统的发育产生不良的后果。

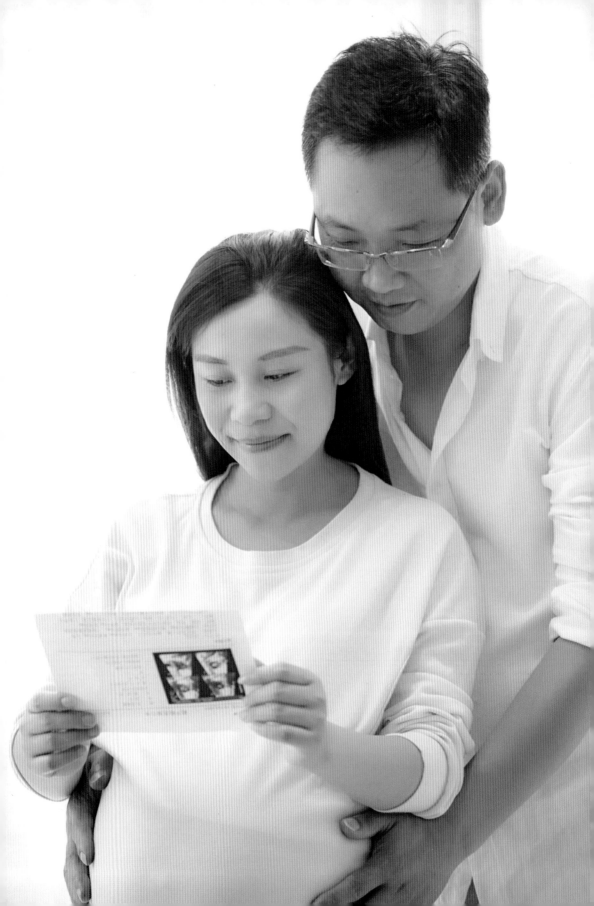

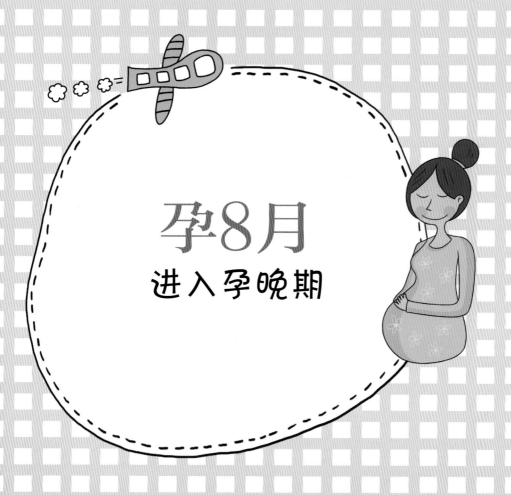

孕8月

进入孕晚期

孕 29 周

胎宝宝的胎动变得有规律

孕妈妈体态变化

怀孕29周孕妈妈共增重约7.2千克，从耻骨联合处量起宫高约29厘米，子宫高度比肚脐高7.6厘米~10.2厘米，从这周开始，很多孕妈妈会觉得肚子有时一阵阵地发硬、发紧，这就是假宫缩，孕妈妈要更加注意休息。

胎宝宝发育状况

胎宝宝重约1.3千克，如果加上腿长，身长大约已有43厘米了。皮下脂肪已初步形成，看上去比原来显得胖一些了。手指甲也已很清晰。此时如果有光亮透过妈妈子宫壁照射进来，胎宝宝就会睁开眼睛并把头转向光源，这说明他的视觉发育已相当完善。

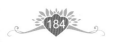

孕妈妈有时会感知到假宫缩

这一阶段的孕妈妈可能会感觉到假宫缩，小腹坠沉，不太舒服，这时可以通过改变活动或姿势，比如走路或者休息，或者活动一下腿部，都可能缓解假宫缩带来的不舒服感觉。饮用几杯温水，做做深呼吸都能有效地减轻这种不适感。但是如果宫缩频繁，就应该及时去医院检查。

假宫缩表现	也叫迁延宫缩。妊娠中后期，由于增大的子宫开始下降。另外，胎头下降使骨盆受到的压力增加，孕妈妈会产生"肚子往下掉，背伸不直"的感受
感知时间	从孕28~29周开始，有些孕妈妈腹部会时常出现"假宫缩"的现象
特点	用同一个姿势站或坐较长时间时，会感到腹部一阵阵变硬，出现的时间无规律，出现的程度时强时弱
如何预防	忌劳累。走太多的路程和搬重物都会导致腹部压力过大，引起宫缩； 忌紧张。压力过大容易使腹部变硬，引起宫缩； 忌凉寒。下肢和腰部过于寒冷，也容易引起宫缩
如何缓解	孕妈妈可以学习呼吸法，应对宫缩； 第一，平卧，闭目，思绪放松，以鼻深呼吸； 第二，以口深呼吸放松腹部，以鼻吸气后，屏气，然后长呼气

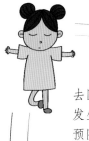

TIPS

如果每小时宫缩次数在10次左右就属于比较频繁的，应及时去医院，在医生指导下服用一些抑制宫缩的药物，以预防早产的发生。如果宫缩次数不是很频繁，没有腹痛，注意多休息能有效预防假宫缩频繁发生。

腋下长出副乳是怎么回事

为什么会长出副乳

副乳是指除了正常的一对乳房之外出现的多余乳房，一般在腋前或者腋下，也有发生在胸部正常乳房的上下、腹部、腹股沟等部位。假性副乳，多半是后天肥胖或者穿衣不当所造成。

副乳的危害

1.影响美观

副乳的产生会影响美观，让孕妈妈心情低落，进而影响胎儿健康。

2.容易诱发乳腺疾病

如果没有引起重视，时间久了，将会出现周期性副乳疼痛，严重者经前经后均呈持续性疼痛。有时副乳疼痛向腋部、肩背部、上肢等处放射，常影响睡眠、工作与学习，让女性焦虑不安、情绪激动。若继续放任，副乳病重的部分会进一步的恶化，可能会衍变成副乳腺囊肿、副乳腺增生，甚而副乳腺癌。

去除副乳的方法

运动	利用胸大肌及手臂肌肉群收缩，带动改善副乳情况	扩胸运动、瘦手臂运动
按摩	脂肪状的副乳持续按摩一个月后会有效果	双手自然下垂，可看到腋下到胸部之间有内凹和外凸部分。 内凹部分：用中指和大拇指适当的力量反复揉捏，左右各30下； 凸出部分：用手握拳以指关节的力量，将突出的副乳由外向内推，左右各30下
抽脂切除	如果副乳的凸起组织过大或经常与皮肤摩擦，造成反复出现湿疹困扰或带来生活上的不便，可考虑生产后切除	如果是因为穿衣不当或单纯的脂肪囤积而形成的假性副乳，可在产后利用抽脂手术将它去除

需要提前给宝宝准备哪些物品

孕29周开始，孕妈妈可以着手为新生宝宝准备日用品，免得到时手忙脚乱。那么都需要提前为小宝宝准备什么呢？希望下面的清单可以帮到准爸妈。

名称	数量	名称	数量
奶瓶	2个	纸尿布	NB码3包
奶瓶刷	1个	护臀膏	1管
和尚衫	4件	奶粉	1桶
隔尿垫	1块小的、1块大的	纱布手绢	2~3条
包巾或包被	2~3套	小洗衣盆	1个
盖被	1~2个	婴儿指甲剪	1个
棉质尿布	10~20块	婴儿沐浴露	1瓶

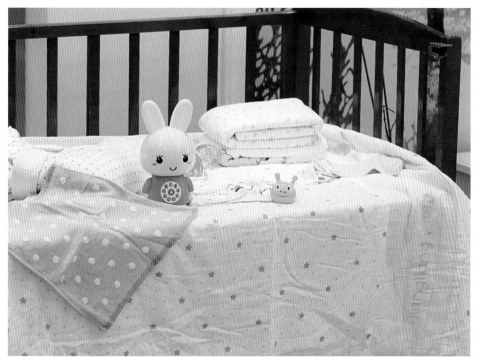

新生儿奶瓶如何选择

透明度好

无论是玻璃奶瓶还是塑胶奶瓶，都需要选择透明度好的，便于看清瓶内液体刻度。

硬度高

奶瓶硬度高为优质。如果质地过软，倒入开水时可能发生变形，甚至渗出有毒物质，损害婴儿健康。

气味正常

闻奶瓶内气味，无味的为优质，有塑料味、焦味或其他异味的为劣质不合格产品。

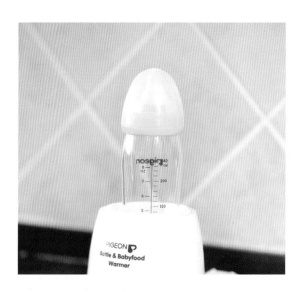

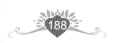

选购奶瓶注意奶嘴型号大小，通常圆孔小号（S号）适合于尚不能控制奶量的新生儿用；圆孔中号（M号）适合于3~4个月或用S号吸奶耗时太长的宝宝。

每周在线问答

Q 宫高比正常标准值大，会是巨大儿吗？是什么原因呢？

A 宫高过高并不一定就是巨大儿。从怀孕20周开始，每次产检都需要测量宫高，宫高指的是从下腹耻骨联合处到子宫底的长度，是用来判断子宫大小的数据之一。通过宫高和腹围的测量可初步判断孕周，并间接了解胎儿生长发育状况，估计胎儿体重。孕妈妈的子宫随胎儿的发育而增大，造成宫高比怀孕周数的平均值大的原因很多，例如，预产期判断不准确、羊水过多、孕妈妈怀了多胞胎、胎儿前置胎盘、巨大儿等原因都可能造成。此外，经产妇可能宫高值比初产妇偏高。

Q 如何选择吸奶器？

A 选择吸奶器时可以按照吸奶器的特点以及自身需求度综合考虑，然后做出选择。手动吸奶器的优点是：轻巧、便于携带、便于拆装清洗、价格经济实惠；缺点是：需要手动操作，费人力。电动吸奶器的优点是：操作方便省力；缺点是：价格较高。如果以后可能使用吸奶器的次数较少，建议可选用手动吸奶器。如果每天使用多次，最好选择一款电动吸奶器。

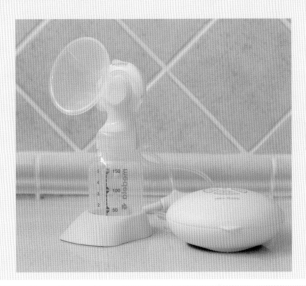

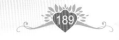

孕 30 周
肚子变大带来胃灼热感

孕妈妈体态变化

　　本周孕妈妈共增重约7.6千克，宫高约30厘米，很多孕妇会感觉身体沉重不堪，肚子十分巨大，行动更加不便，呼吸吃力。3～5周后，等到胎儿头部入盆，孕妈妈的这些不适感觉才会有所改善。

胎宝宝发育状况

　　本周胎长约37厘米，胎重约1500克。双顶径约7.83厘米，腹围约26厘米，股骨长约5.77厘米。此时胎宝宝正在自我完善，大脑发育迅速、骨骼肌肉快速生长，都在为10周后的出生做准备呢。

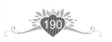

孕妈妈如何缓解喘不上气

孕后期，很多孕妈妈有喘不上气的感觉，因为随着胎宝宝逐渐长大，压迫到肺部，心、肺负担加重，这种喘气费力感会随着孕后期体重的增加而不断加重，直到胎宝宝头部入盆后才能有所好转，分娩后自然消失。这段时间孕妈妈能做的只是缓解喘气吃力这个小麻烦，耐心等待宝宝出生。

健康营养饮食，增加体力

避免在孕期增重过多，多吃有营养的健康食品，增加体力，锻炼心肺功能。同时少吃高脂肪、高盐和高糖的食物，因为这类食物会增加体重，并使你喘不过气来的现象更严重。

适当运动锻炼，谨防劳累

适当的运动能够起到提升体能，让心肺功能强大的效果。但是孕妈妈在孕期锻炼时要小心，千万不可过量消耗体力，让自己过于劳累，尤其是孕后期，早产风险再次加大，运动时一定要小心，不要过于疲惫。

> **TIPS**
>
> 双胞胎或多胞胎的孕妈妈，所增加的体重更多，胎儿对肺部的压迫感也越强，可能会有更严重的喘不过来气的现象，更需要学会休息。

前置胎盘有什么危险

前置胎盘是指孕28周后，胎盘附着于子宫下段，甚至胎盘下缘达到或覆盖宫颈内口，其位置低于胎儿先露部。

前置胎盘低置并非不能自然分娩。如果检查中被告知前置胎盘，建议孕妈妈不要过于忧虑，心情过于忧虑反而对体内胎宝宝及自身的情况不利。前置胎盘的孕妈妈可根据实际情况，在医生诊断同意的情况下是可以选择自然分娩方式的。首先，前置胎盘在孕期中不是一成不变的，是可以随着孕期而发生改变的。在孕20周左右发现的前置胎盘，到孕后期胎盘可能发生上移，如果上移成功，就改变

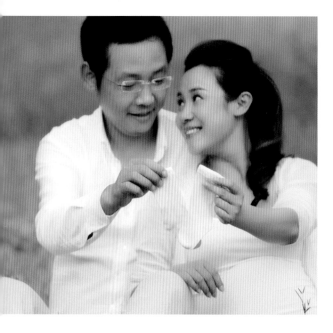

了前置状态。但是，如果孕28周后胎盘还不上移，就是前置胎盘。其次，即使是孕28周后确诊为前置胎盘，也仍然有机会顺产。因为前置胎盘分三种：边缘性、部分性、完全性，其中部分性、完全性的情况不能顺产，但是边缘性就可以考虑顺产。所以有前置胎盘情况的孕妈妈一定要定期去医院产检，临近分娩时要及时住院，根据当时的身体状况和医生的意见，选择适合自己身体情况的分娩方式。

可能存在的危险

前置胎盘容易在产前出血，如果出血量较大，可以并发早产。

由于胎盘低置，使得胎盘剥离面接近宫颈外口，细菌可以从阴道侵入胎盘剥离面，从而使胎儿受到细菌感染的危险加大，早产及围产儿的死亡率也会增高。

前置胎盘注意事项

不可做跑、跳等激烈运动，切忌快速蹲起

孕妈妈有前置胎盘的现象，应杜绝一切剧烈运动，如跑、跳、快速蹲起。因为孕后期下肢所受到的压力变大，前置胎盘的孕妈妈在下蹲时，会将宫颈口扩大，容易拉伸到位置靠近宫颈口的胎盘，从而引起出血，给孕妈妈和胎宝宝造成危险。

预防便秘

前置胎盘的孕妈妈在大便时不宜用力过猛，防止拉伸到胎盘，使得胎盘剥离。所以孕妈妈应预防便秘情况在孕后期时发生。

停止性生活

前置胎盘的孕妈妈在孕期应禁止性生活，因为若有性生活时很容易造成剥离，可诱发早产。

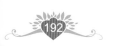

预防胎宝宝发育迟滞

定义	胎儿生长迟滞是指胎儿在子宫内没有达到预定周数的生理指标	
原因	胎盘功能异常	胎盘有血栓或梗塞、慢性部分胎盘剥离、前置胎盘、胎盘或脐带构造异常
	母体疾病	孕妈妈年龄较大、妊娠高血压、子痫前兆，孕妈妈在孕前抽烟、酗酒
	胎儿自身原因	染色体异常、先天心脏病、中枢神经系统异常等
危害	新生儿出生评估分数较低、易吸入胎便造成呼吸困难、增加胎儿宫内窘迫的风险；新生儿出生时则可能出现低血糖症及低血钙、低体温、增加脑神经伤害的风险等	
预防措施	1.孕妈妈要保证适度休息。适度休息可增加胎盘血流量，促进胎盘血流畅通，使胎儿发育更健康，也可预防早产； 2.保证健康的生活习惯； 3.保证营养充足的饮食。孕妈妈可在医师或营养师的专业建议下，补充适当的营养需求； 4.保证科学评估，提早生产。对生长迟滞的胎儿而言，如果子宫内环境有危及胎儿健康的可能性，可考虑是否提早生产	

　　小于实际妊娠周龄并不等同于胎儿生长迟滞。所谓小于实际周龄，指的是胎儿体重小于相同怀孕周数的胎儿体重分布生长曲线群的10%，但有些孕妈妈身材比较娇小，如孕前体重在45千克以下，所生下的宝宝有可能会出现小于实际周龄的情形。

每周在线问答

Q 孕期血压有点偏低，该怎么办呢？

A 如果孕妈妈血压低，但没有明显不适症状，通常对胎宝宝的影响不大，建议孕期血压偏低的孕妈妈多吃富含蛋白质、铁、维生素的食物，如猪肝、瘦肉等，补充营养；同时少吃有降血压功效的食物，如绿豆、冬瓜、芹菜等；每天都要多喝水，可以增加血容量，还可以冲泡姜水，也有升血压的功效。但是如果孕妈妈因低血压产生严重不舒服的感觉，如呕吐、头晕、疲惫无力等，就应该马上去医院积极治疗。

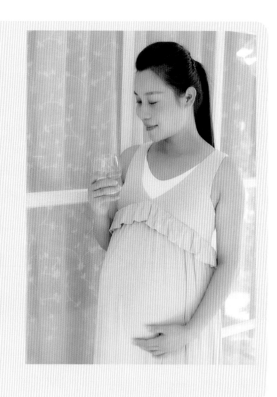

Q 见红就是要分娩了吗？

A 见红即阴道出血。在通常情况下，见红48小时内可分娩，但是也有一些经产妇在见红后几小时内就分娩的，同样也有些孕妈妈在见红后四五天，甚至一周多才分娩。这个是因人而异的。但总的来说，见红后应该提高警惕，准备分娩，如果伴随有腹部疼痛等感觉，更应该马上去医院检查。

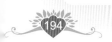

孕 31 周
舒适的"房子"变小了

孕妈妈子宫底已上升到了横膈膜处,体重共增加约8千克,直到分娩前的这段时间体重增长速度都会特别快。最近可能会感到呼吸困难,喘不上气来,胃不舒服,稍安勿躁,等到再过几周,这种不适感就会随胎儿头部入盆而逐渐减弱了。

胎宝宝头部到臀部长约38.5厘米,胎重约1600克,双顶径约为8.06厘米,腹围约27厘米,股骨长约为6.03厘米。现在开始胎宝宝的生长速度没之前这么快了,但是体重仍然继续增加。大脑发育还在继续,准爸妈们不要忽视胎教,多听听音乐,多和胎宝宝聊天,对胎宝宝大脑发育仍然很有意义。

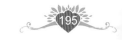

什么是正常的胎位

胎位是指胎儿先露的部位与母体骨盆的关系。正常胎位多为枕前位，即胎头先露，分娩时头部最先伸入骨盆，医学上称之为"头先露"，这种胎位分娩一般都会比较顺利。

胎儿出生前在子宫里的姿势非常重要，它关系到孕妇是否可以顺产。胎儿在子宫内是浸泡在羊水中，由于胎儿头部比胎身重一些，所以胎儿多是胎头向下的姿势。

胎位缩写常识

顶先露	代表骨为枕骨，occipital	缩写为O
臀先露	代表骨为骶骨，sacrum	缩写为S
面先露	代表骨为下颏骨，mentum	缩写为M
肩先露	代表骨为肩胛骨，scapula	缩写为Sc

各胎位缩写如下表

顶先露	左枕前（LOA）	左枕横（LOT）	左枕后（LOP）	右枕前（ROA）	右枕横（ROT）	右枕后（ROP）
臀先露	左骶前（LSA）	左骶横（LST）	左骶后（LSP）	右骶前（RSA）	右骶横（RST）	右骶后（RSP）
面先露	左颏前（LMA）	左颏横（LMT）	左颏后（LMP）	右颏前（RMA）	右颏横（RMT）	右颏后（RMP）
肩先露	左肩前（LScA）	左肩后（LScP）	右肩前（RScA）	右肩后（RScP）		

胎位不正在临床中比较常见，而且有一些胎位不正在接近分娩时可改变，所以，孕妈妈不必过于焦虑愁闷，情绪不好不利于胎儿生长发育。

助产体操增强肌肉群的力量

保健助产操，既可增强参与分娩的肌肉群的力量，又可保持腹壁肌肉的弹性，促进身体各部位在分娩后迅速恢复，还可改善孕期紧绷的神经和情绪。

颈部体操	坐直或站立，头部下垂，尽量让下巴触胸，做深呼吸数次，全身放松，将头由右慢慢绕到左侧，再由左侧绕到原位	每天早晚各做5~6次
肩关节操	坐直或站立，两肩竖起，然后肩往上下摆动，即双肩做绕圈子运动	每天早晚各做5~6次
扩胸操	普通站立姿势，双手在胸前交叉，挺起胸，双手向后方拉4次	每次早晚各做5~6次
弓箭步操	一脚前一脚后，呈弓形站立，换脚做同样动作	每天早晚各做5~6次
脚踝操	站立姿势，双手背在后腰上，两只脚交替做绕圈旋转	每天各做5~6次
骨盆肌肉操	收缩阴道、肛门、尿道附近的肌肉，然后放松，再次收缩，再放松	可随时随地做
骨盆摇摆操	两腿放开跪下，胸部向下，用两只手支撑上身，一边吸气一边抬头，同时背部稍下陷与臀部呈浅U形，然后背部稍弓起，臀部不能隆起，同时用嘴吐气	每天早晚各做5~6次

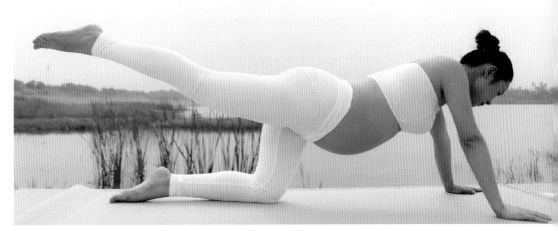

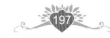

最不实用的母婴用品有哪些

排名	用品	上榜理由
第一名	安抚奶嘴	婴儿吞吞吐吐不卫生、容易产生依赖性
第二名	袖套、小围裙	婴儿不配合，不易穿戴，起不到效果
第三名	牙胶、磨牙棒	婴儿不喜欢、有噎到的风险
第四名	测试奶水温的温度计	实际意义不大、不方便
第五名	吸鼻器	婴儿不配合、起不到效果
第六名	长拉链的连体衣	拉链容易划伤宝宝
第七名	授乳清洁棉	起不到清洁乳头效果
第八名	五花八门的奶瓶	复杂不实用，对婴儿无益
第九名	哺乳枕头	基本用不上，可用靠垫之类代替

每周在线问答

Q 怎样才能知道自己是不是需要补锌呢?

A   孕妈妈体内锌缺乏时,会有一些症状,例如,孕期反应加重,易呕吐,食欲缺乏,出现味觉障碍,比其他孕妈妈更喜欢吃酸味食物;免疫力低下,容易反复感染;皮肤伤口不易愈合,容易感染皮肤病;经常感觉疲惫、脱发严重。当出现这些症状时,孕妈妈应该警惕缺锌,加强补充,如果有必要,可在医生指导下进行药物制剂补锌。

Q 做孕妇操会影响胎儿吗,需要注意些什么吗?

A   适当地练习孕妇操不但不会影响胎儿健康,还有利于自然分娩。练习助产体操应注意以下几个方面:1.孕期体操主要以活动脚踝、腹肌、骨盆来增强体能;2.孕期体操的制订计划要科学合理,练习前做好热身;3.运动限度应以不疲惫,不过量为宜;4.锻炼后应多喝水,防止缺水。

孕 32 周
胎宝宝越来越大

孕妈妈体态变化

孕32周以后的孕妈妈体重会以每周约500克的速度增加，目前体重总增加约8.5千克。随着腹部的增大，身体关节、脊柱所承受的压力、牵拉力越来越大，很多孕妈妈的腰腿疼比前段时间更严重。尽管如此，为了顺利自然分娩，孕妈妈还是要适当多做运动，增加体能。

胎宝宝发育状况

孕32周胎儿身长40厘米左右，重约1800克。双顶径约为8.17厘米，腹围约为28厘米，股骨长约为6.43厘米。此时胎宝的身体各项内脏器官和生殖器官发育近乎成熟。外观可见胎发、指甲，非常漂亮。

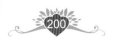

哪些孕妈妈容易发生早产

易发生早产的孕妈妈

年龄因素	孕妈妈年龄在35岁以上
身体因素	身材太矮（低于150厘米）；体重太轻（孕前体重低于45千克）
疾病因素	患妊娠高血压疾病、前置胎盘、胎盘早剥、胎膜早破、妊娠糖尿病综合征、严重贫血、心脏病、阑尾炎、肾盂肾炎等疾病
生活习惯	孕前有吸烟、酗酒的习惯；或怀孕后期（妊娠8个月以后）过于劳累、发生外伤或者性生活不当
孕产史	孕妈妈曾经发生过流产或早产

如何预防早产

加强孕期检查	按规定定期进行产前检查，充分重视可能引起早产的因素，并予以纠正
积极防治妊娠期并发症	积极预防和治疗妊娠期并发症，如心脏病、肾病、妊娠高血压疾病、贫血等，尤须做好妊娠高血压疾病的预防
注意孕期卫生保健，避免过度劳累及重体力劳动	适当休息，并要避免抬拿重物等重体力劳动，要避免长途旅行、驾车等运动。注意休息，减少疲劳，减少体能的消耗
防止腹部被外力冲撞	要到人多拥挤的地方，以防腹部被挤、被撞；乘公共汽车或地铁时，要注意避开高峰期，上下车时要特别注意保护腹部；其他公共场合，均应防止腹部受挤；宜穿平底鞋，以防摔跤
孕产史	孕妈妈曾经发生过流产或早产

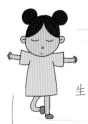

当出现早产先兆，如下腹坠痛等，应立即卧床休息，并在医生指导下进行保胎治疗。

有益顺产的呼吸方法

恰当、合适的呼吸方法有助于孕妈妈在分娩时减少疼痛，加速产程，无论对胎儿还是孕妈妈来说，都非常有益。

种类	作用	步骤
腹部呼吸	利于在宫缩间隙放松	1.鼻子吸气； 2.鼓肚子； 3.吐气； 4.重复，继续鼻子吸气
口鼻呼吸	用于宫缩时呼吸	鼻子吸气量应该和嘴巴的吐气量相等，可以一边按摩肚子一边呼吸，和做操时数节拍一样： 吸1234,呼1234；吸123，呼123；吸12，呼12；吸1，呼1；吸12，呼12；吸123，呼123；吸1234,呼1234。 重复做6~9次
向下屏气	用于宫口开至8厘米以上	深呼吸3次，用4~5分的力向下屏气2~3秒（发声如"恩"一样）
屏气	用于宫口开全	每次宫缩时向下屏气，每次宫缩要有三次有力的屏气，在屏气换气的过程中幅度要小
哈气	用于抬头已经着冠	孕妇无须再屏气，而要哈气减压，避免胎儿在没有旋转45°后就直接娩出，造成大规模的撕裂

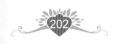

TIPS

前两种呼吸法孕妈妈需要现在开始练习，以免到分娩时紧张忘记；第三种呼吸法在孕37周后才可以练习，否则练习过早容易导致宫缩；最后两种方法不用提前练习。

如何缓解孕期腰背不适

注意行走、坐、卧姿势

孕妈妈的腰背痛多数由于行动姿势的不正确引起，建议孕妈妈到了怀孕中晚期更要保持正确的姿势，避免长时间站立，稍有不适就要坐下或躺下。平时多加保养和注意，就可有效预防孕期腰背痛。

晒太阳可以增加钙的吸收

不喜欢运动的孕妈妈可以多晒晒太阳，促进身体的钙吸收，增强自身的体质，以预防腰背痛。

保持适当的运动

适当的产前运动，如游泳、体操等，可以减轻背部疼痛。

多休息，勤按摩

孕妈妈要多休息，不要过分劳累。上班时要多休息，每隔三四十分钟就起来走动走动，呼吸一下新鲜空气，也活动一下腿和腰，避免同一个姿势保持过久。

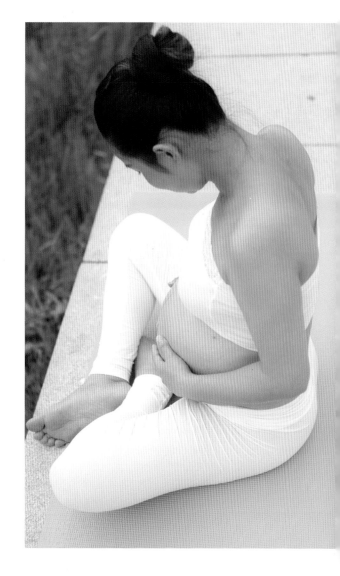

避免腰背负荷过大的动作

孕妈妈不可直接弯腰捡物品，也不要搬重物、抱小孩，以免腰部负荷过大。

穿着合脚舒适的鞋子

行走时，孕妈妈全身要放松，穿着合脚舒适的鞋子。

睡觉时尽量侧卧

睡觉时孕妈妈尽量侧卧，以减轻腰部负担及舒缓不适的感觉。

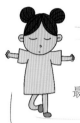

TIPS

对于孕期腰背痛，不建议服用止痛药。若孕妈妈疼痛难忍，最好去医院查明原因，在医生的指导下治疗。

如何给新生儿准备尿不湿和尿布

尿不湿购买时应注意：选择正规厂家、大品牌。材质柔软，透气性好。号码应选择NB或S。新生儿尿不湿选择时可先在商场内向导购取一片试用装，用水浇透试验，观察透气性和吸水量。

如何选择尿布

尺寸

正方形：60厘米见方大小，用时将尿布对角折叠成三角形。

长方形：长60厘米、宽40厘米，一般折叠4～5层，呈12厘米～15厘米大小的尿布。

颜色

白、浅黄、浅粉为宜,忌用深色。

质地

纯棉、柔软、透气。

卫生要求

清洗、消毒，在阳光下暴晒至干透。

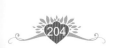

每周在线问答

巨大儿能不能顺产分娩？

虽然巨大儿的顺产比正常婴儿的风险大一些，但是只要产妇有足够的信心，同时产妇身体状况也比较良好，那么顺产其实是很不错的选择。不过具体能否顺产，最好还是询问一下医生的意见，因为有些过于巨大的婴儿，确实是需要剖宫产的。

与怀第一胎相比，怀第二胎是不是会轻松些？

孕妈妈在怀二胎时，的确好像感觉比第一胎更轻松些。从孕前准备来说，已经有了经验；从孕程的各项不适来看：内脏器官已经能够适应子宫增大后带来的压力和牵引力，各种不适感会弱于第一次怀孕；皮肤拉伸度也因第一次有了更大的弹性，瘙痒症状会相对减轻；分娩前的恐惧紧张感也相对减弱……无论是心理上，还是生理上，都有了经验，有一些经产妇确实怀第二胎比怀第一胎感觉轻松些。

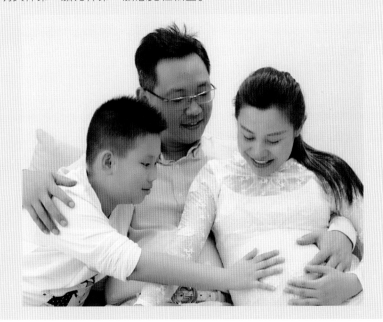

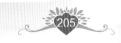

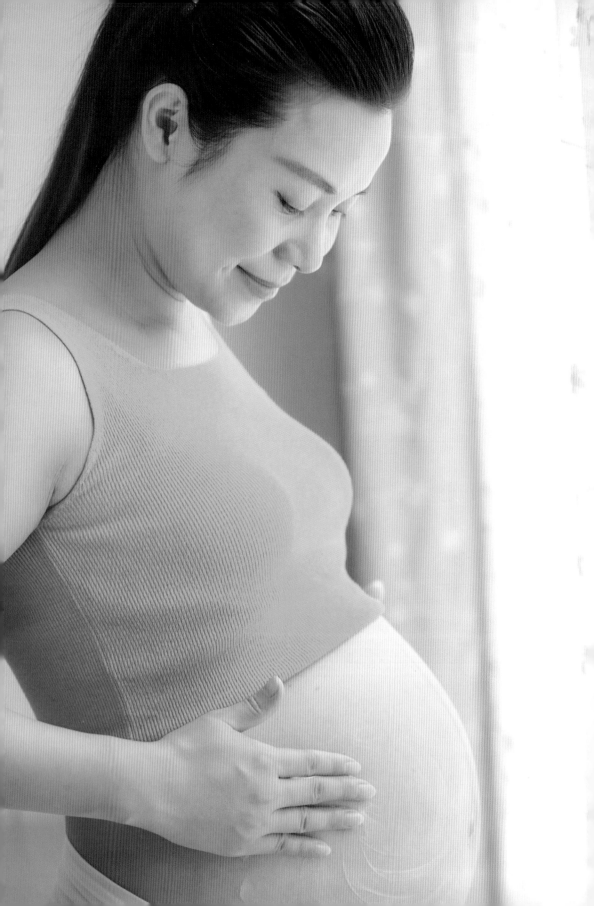

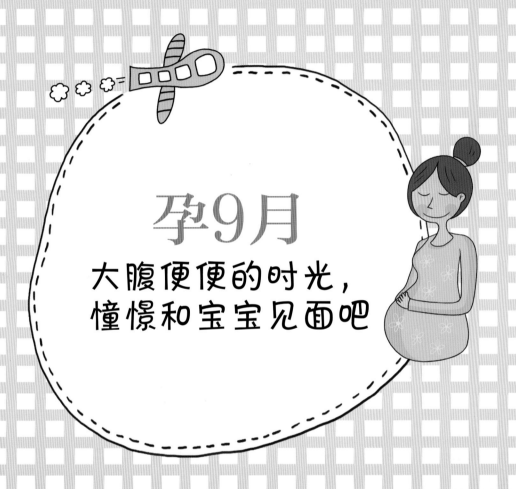

孕9月

大腹便便的时光，
憧憬和宝宝见面吧

孕 33 周
胎宝宝的头部进入骨盆

　　孕33周的时候，如果你是初产妇，这时候胎宝宝的头部已经降入骨盆，紧紧地压在子宫颈上；而对于经产妇，胎儿入盆的时间会较晚些。产妇在此时手、脚、腿等都会出现水肿，因此要注意水的摄入量。对于水肿情况严重的孕妇，要及时到医院看医生。

胎宝宝发育状况

　　孕33周的胎儿身长约48厘米，体重约1.8千克～2.2千克，呼吸系统和消化系统发育已经接近成熟，头骨之外其他部位的骨骼已经变得很结实，胎儿的皮肤也不再又红又皱了。本周胎儿在子宫内的活动范围非常的小，有的胎儿头部已开始降入骨盆。应当注意头的位置，胎位正常与否直接关系到孕妈妈是否能够正常分娩。

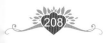

判断能否自然分娩，骨盆测量是关键

骨盆测量的重要性

骨盆测量是产前检查必不可少的项目。骨盆能够保护子宫和骨盆内的其他脏器，同时它也是生产时胎儿生出的重要通道，其形态和大小都关系着是否能顺利分娩。

骨盆测量值多少可以顺产

医学理论上认为孕妈妈的中骨盆直径在9.8厘米以上自然分娩就不会有问题，小于9.2厘米自然分娩的概率就比较小。

骨盆测量方法

分类	时间	方法	注意
骨盆外测量	在首次产检进行	通过骨盆测量器测量孕妇的出口后矢状径，以间接了解骨盆的大小及形态	
骨盆内测量	怀孕晚期检查	通过中骨盆测量器依靠阴道测量坐骨棘间径	骨盆内测量检查不宜过早，因为检查过早的话，会因为盆腔内软组织不够松弛，从而影响操作和准确性，而且盆骨在后期会相应长大

骨盆测量数据分析

骨盆的大小是以各骨之间的距离，即骨盆径线大小来表示。每个人的骨盆大小和形态受到个人的身体发育、营养状况、遗传和种族差异的影响而有所不同，所以，在正常范围内骨盆各径线，其长短也有一定的差别。目前在各种资料中描述的骨盆径线值，是许多正常骨盆的平均数值。

1.骨盆形态正常，但各条径线均小于正常径线最低值2厘米以上，诊断为小骨盆，较难自然分娩。

2.若骨盆形态轻微异常，但各径线均大于正常低值径线，则可能经阴道自然分娩。

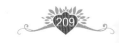

3.骶耻外径（EC）小于18厘米、对角径（DC）小于11.5厘米时，诊断为扁平骨盆。

4.耻骨弓角度小于90°，坐骨结节间径小于8厘米，坐骨结节间径与出口矢状径之和小于15厘米，坐骨切迹宽度小于2横指时，诊断为漏斗性骨盆。

5.坐骨切迹宽度间接反映中骨盆后矢状径大小，中骨盆狭窄往往伴有骨盆出口狭窄，通过测量坐骨结节间径、坐骨棘内突程度以及坐骨切迹宽度，间接判断中骨盆狭窄程度。

骨盆测量正常值

参考项目	正常值范围	异常风险
骨盆外测量		
髂棘间径（IS）	23厘米～26厘米	
髂嵴间径（IC）	25厘米～28厘米	
骶耻外径（EC）	18厘米～20厘米	骨盆出口狭窄
出口横径（TO）	8.5厘米～9.5厘米	
出口后矢状径	8厘米～9厘米	
耻骨弓角度	90°	
骨盆内测量		
对角径（DC）	12.5厘米～13厘米	
坐骨棘间径（BD）	约为10厘米	中骨盆狭窄
坐骨切迹宽度	5.5厘米～5.6厘米	

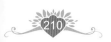

TIPS

　　测量骨盆对于经产妇也十分必要。因为孕妇每次怀孕时胎儿的大小都不一样。即使骨盆大小正常，但是胎儿过大，胎儿与骨盆不相称也会造成难产；若胎儿过小，即使骨盆偏小些，也可能顺利分娩。

请到优秀月嫂的窍门

请月嫂前需要考虑：

1.请月嫂需要从实际工作出发，考虑实际情况。约定具体工作时间和工作范围。

2.需要提前预订。很多年轻的新妈妈在产后都需要一位专业的月嫂来帮助自己科学坐月子，养好身体，照顾新生儿。需要请月嫂的孕妈妈，应在产前就事先联系好，以便月嫂提前做好准备。

3.需要签订正规合同。建议预定月嫂后，要签订合同。有的孕妈妈为了图方便，请月嫂时没有签订合同，没有约定工作范围和工作时间，在服务过程中，出现纠纷，很难处理。

请月嫂的预定途径：

1.医院挂钩企业

医院的妇产科病房外通常都会放置一些月嫂公司的资料，这些公司一般都具有良好的信用。

2.朋友推荐

身边朋友们的推荐是比较可靠的，孕妈妈可以根据自己的需要做出选择。

3.通过家政中心

孕妈妈可以向信誉良好的家政公司咨询，请对方帮助找月嫂。

TIPS

国家对月嫂行业已经出台从业资格标准了，合格的月嫂要具有身份证、健康证、月嫂从业资格证（是劳动和社会保障部考核颁发的，可记下证件号，上网查查真假）

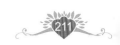

宝宝出生后需要留脐带血吗

什么是脐带血

胎儿娩出、脐带结扎并离断后残留在胎盘和脐带中的血液。

脐带血的作用

过去，脐带血通常废弃不用，但近年来研究发现，脐带血中含有可以重建人体造血和免疫系统的造血干细胞，可用于造血干细胞移植，治疗多种疾病，包括血液系统恶性肿瘤（如急性白血病、慢性白血病、多发性骨髓瘤、骨髓异常增生综合征、淋巴瘤等）、血红蛋白病（如地中海性贫血）、骨髓造血功能衰竭（如再生障碍性贫血）、先天性代谢性疾病、先天性免疫缺陷疾患、自身免疫性疾患、某些实体肿瘤，如小细胞肺癌、神经母细胞瘤、卵巢癌等。

脐带血的采集对母亲和胎儿有无影响

脐带血的采集时机是在你的宝宝娩出、脐带结扎并离断后。采集的人员是受过专门训练的助产医生或护士。因此采集过程不会对产妇和胎儿产生任何影响。

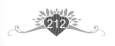

TIPS

脐带血的保存目前存在一些问题，如储存成本较高，脐带血移植只适用于10岁以下儿童。脐带血并不能包治百病，有些疾病是由于先天性或遗传性的因素，本身脐带血就有问题，所以不能使用自体的脐带血来治疗疾病，也不适合保存。

羊水或多或少怎么办

羊水的标准

在不同孕期，孕妇子宫内的羊水量都会有相应的变化，但无论是过多还是过少都不妙。母体内羊水太少，会使胎宝宝缺氧甚至因窘迫导致生命危险；反之过多也不好，因为过多时易引发早产、妊娠高血压等并发症。出现羊水异常的孕妈妈可适当调节日常饮食，通过食疗调整基本无副作用，相反更利于孕妇和胎儿的身体健康。

孕周	羊水量
孕20周时	400毫升
孕28周左右	700毫升
孕32~36周	1000毫升~1500毫升
40周	800毫升
42周	540毫升

临床上一般认为妊娠期间羊水量超过2000毫升即为过多，妊娠晚期少于300毫升者则可界定为过少。

羊水的作用

保护胎儿	防止胎体粘连形成的胎儿畸形；保持子宫腔内恒温、恒压，减少外力所致的胎儿损伤
保护母体	可减轻因胎动引起的孕妇不适感；临产后胎囊可借助羊水压扩张宫颈，避免胎体直接压迫母体组织时间过长，引起宫颈及阴道损伤
有助于分娩	分娩前羊膜会破水，羊水润滑使产道变得湿润滑溜，有助于胎儿顺利娩出

建议出现羊水过多或过少的孕妇必须通过彩超、生化检查、羊水培养及脐带血培养等手段来排除胎儿畸形，然后再考虑相应的干预措施。

213

每周在线问答

Q 请问这个阶段高龄孕妈妈需要注意些什么？

A 　　高龄初产妇孕后期需要注意：缩短检查间隔时间，并要特别注意血压和尿的检查，以便及时发现异常。从衣食住行等方面加强保健。在饮食上，既要保证充足的营养供应，又不要吃得过多，并要适当进行体力活动，防止胎儿长得过大，不利于正常分娩。注意心理调节，减轻压力，保障胎儿平安出生。

Q 骨盆正常大小，形态正常，就一定能够自然分娩吗？

A 　　骨盆测量能查清骨盆有无异常，有无头盆不对称，及早做出诊断以决定采取适当的分娩方式。产前检查时测量骨盆和分析测量的结果，仅仅是初步估计出孕妇是否能自然分娩或者是否会导致难产等。胎儿能不能通过骨盆而顺利分娩，不仅与骨盆的大小，也与胎儿的大小相关。若骨盆大小正常，而胎儿过大，胎儿与骨盆不相称时会发生难产。

孕34周

需要了解一些分娩的知识

本周宫高约34厘米，子宫底在脐上约14厘米处。由于胎儿下降，有些孕妈妈会觉得腹部、膀胱有明显的压迫感，但是呼吸顺畅了很多，食欲也增加了不少。这周之后，孕妈妈不用再为早产担忧，因为胎宝宝发育到这个阶段，即便早产，成活率也相当高。现在孕妈妈需要开始关注胎位，因为胎位正常与否关系到能否正常分娩。如果胎位不正，可在医生的帮助下进行纠正。

胎宝宝发育状况

孕34周的胎儿坐高约30厘米，体重2300克左右，双顶径约为8.61厘米，腹围约30厘米，股骨长的平均值为6.62厘米，胎动在10次/小时左右。孕34周，胎宝宝大多转为头位，头朝下准备进入骨盆。

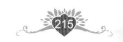

自然分娩有多痛

放轻松，产痛并非不可忍受

从理论上讲，自然分娩的产痛应该是一种由于子宫肌肉收缩而带来的阵痛，但是每个人的体质不同，感受到的痛苦程度也不同，有很多产妇说产痛有点儿类似于排便时的那种感觉，也有很多产妇说几乎感觉不到痛，还有一些产妇认为那是一种紧绷痛……但几乎所有分娩后的妈妈都认为产痛只是一种巨大的不适，所以孕妈妈首先请放轻松，不要恐惧分娩的疼痛。

两个有痛感的关键时期

羊水破出时的疼痛：羊水破出，产妇会觉得肚子发硬、疼痛。这时请保持镇定，按照孕期练习的呼吸方法有节奏地呼吸，保存体力，准备顺利分娩。

开5指时的疼痛：这时会有排便般的疼痛感觉。这时请听从医护人员指挥，积极配合，调整气息，有效用力，加快产程，完成分娩。

其实，分娩只是一个生理过程，孕妇在临盆时，体内支配子宫的神经感觉纤维数目已很少了，一般不会产生强烈的痛觉。体力劳动者平时活动量大，分娩时比较顺利，痛感也相应减轻。脑力劳动者或平时活动少的孕妇，常常因极度紧张和恐惧而加剧疼痛。

会阴侧切助自然分娩一臂之力

会阴侧切术是当婴儿的头快要露出阴道口时，助产士剪开产妇阴道与肛门之间的软组织，使产道口变宽，以利于胎儿的娩出。会阴侧切术是创伤很小的手术，术后3天伤口基本就可以愈合。侧切技术也已经非常成熟，不会对产妇造成什么后遗影响。而且手术是在麻醉后施行的，不必担心疼痛的问题。特别是现在随着科技的进步，多数医院均选择用可吸收线缝合伤口，免去了术后拆线的痛苦。

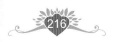

会阴侧切术的益处

1.保护会阴。产妇施行会阴侧切，由于分娩时阴道口巨大的张力集中在会阴侧切伤口处，减轻了阴道其他部位的压力，一般不会再发生其他会阴裂伤，有效保护产妇会阴。

2.便于愈合。侧切的伤口边缘平整，缝合后的愈合效果和外观都要优于裂伤后的缝合伤口。

3.保护胎儿。会阴侧切可以缩短胎儿娩出的时间，缩短胎儿头部在阴道口被挤压的时间，减少胎儿缺氧的发生。

会阴侧切术后的注意事项

1.保持伤口清洁、干燥。出院后每天用清水或洗液清洗外阴，有条件的最好1天两次。同时选用安全的卫生用品，及时更换，保持外阴的干燥。

2.如厕后冲洗。产妇在大小便后都应该用温水冲洗会阴，记住要由前往后，以避免细菌感染。

3.勿提重物。产后1个月内不要提举重物，也不要做任何耗费体力的家务活和运动。任何过早过重的体力活动，都可能造成盆底组织损伤，易造成子宫脱垂。

4.避免性行为。直至产后6周复查，医师确认子宫及产道恢复良好，方可有性生活。

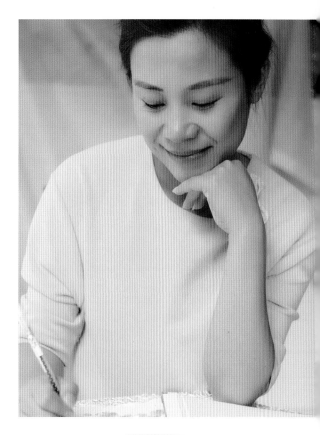

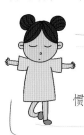

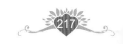

产后多摄取高纤维食物，多补充水分，养成规律的排便习惯，有助于侧切伤口愈合。

臀位就一定需要剖宫产吗

臀位俗称"立生"或"坐生"，指分娩时胎儿的足部或臀部先从阴道娩出，是异常胎位中最常见的一种。在妊娠6~7个月时，臀位比较多见。8个月以后，多数都能自行倒转为头位，如果分娩前仍未转为头位，即为臀位。

那么，是否臀位一定要做剖宫产呢？

医生在产前根据产道、母体、胎儿的各方面情况综合考虑，才决定是否需要剖宫产。

哪些臀位产妇必须剖宫产？

产妇状况	骨盆狭窄
	有内外科并发症
	有难产史
	35岁以上的高龄产妇
	宫缩力弱
	产妇精神紧张
胎儿状况	胎头偏大
	胎头后出有困难
	胎心不好，胎儿在宫内窘迫

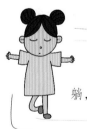

TIPS

臀位破水后容易脐带脱垂，一旦出现破水，孕妈妈请保持平躺，抬高臀部，预防脐带脱垂。

每周在线问答

 Q 剖宫产前需要做什么准备吗？

 A

    首先，孕妈妈需要咨询医生，自己的身体状况和胎儿的发育状况是否适合剖宫产。其次，经确定可以采用剖宫产方式分娩后，孕妈妈需要做好加强产前营养的准备。尽量在产前1个月内就开始多食新鲜的水果、蔬菜、蛋、奶、瘦肉、肉皮、动物肝脏、海鱼等富含维生素C、维生素E、氨基酸、脂肪酸的食物，用以补充体能，促进血液循环，储备铁、碘、锌、钙等营养素，改善表皮代谢功能，增强身体伤口愈合能力。注意忌吃辣椒、葱、蒜等刺激性食物，防止便秘、胃肠不适以及产后刺痒等情况的发生。并且，若有慢性疾病，如营养不良、贫血、糖尿病等，需要注意调养，如有不适，随时就医。最后，术前做好清洁工作，全身彻底清洗，因为术后一段时间无法淋浴洗澡，应保持清洁，以避免术后感染、愈合缓慢。

 Q 这段时间有点感冒了，会不会影响到胎儿？

 A

    孕妇是流感感染的高危人群，妊娠期间患流感，对母体和胎儿都可能产生不良影响。应该加倍预防。首先，孕妈妈们应尽量少去商场、影院等人多拥挤的场所，因为这些公共场所的病毒和细菌繁殖快、密度高；其次，孕妈妈外出可戴口罩，避免与感冒者接触，减少与病毒接触机会。同时，注意养成良好个人卫生习惯，在触摸或使用各种物品后，要彻底洗净双手。一旦感冒了，孕妈妈要注意生活规律，不能过于劳累，饮食上多吃一些富含维生素C的水果、蔬菜，适度进食高热量、高蛋白食物，可有效抵抗病毒。

孕 35 周
胎宝宝的骨骼在变硬

　　孕35周的孕妈妈体重增加约9.7千克，腹围约95厘米。随着肚子越变越大，步伐越来越笨重，腰腿疼痛感越来越明显，子宫壁和腹壁变得越来越薄。很多孕妇还可能出现假宫缩的现象，若宫缩次数频繁，宫缩持续时间长，应尽快就医。

　　胎宝宝一般已接近2.5千克重了，身长约44厘米，双顶径约为8.70厘米，腹围约30.9厘米，股骨长约6.62厘米。现在，胎宝宝已经完成了大部分的身体发育，在为分娩做准备了，胎儿的头转向下方，头部进入骨盆。

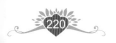

维生素K可预防产后出血

维生素K的分类

一类是脂溶性维生素，即从绿色植物中提取的维生素K_1和肠道细菌（如大肠杆菌）合成的维生素K_2。脂溶性维生素K的吸收需要胆汁协助。

另一类是水溶性的维生素，由人工合成，即维生素K_3和维生素K_4。水溶性维生素K吸收不需要胆汁。

新生儿易患维生素K缺乏出血

常态下，人体每日仅需不足1毫克的维生素K即可起到凝血作用。但是由于它在人体内的储量有限，又消耗得快，所以维生素K缺乏引起的产后子宫出血不是个例。而且，由于新生儿出生后1周之内肠道不能合成维生素K，如果母乳中维生素K的含量偏少，那么新生儿患维生素K缺乏出血的概率加倍，容易有吐血，肠、脐带及包皮部位出血等症状。

维生素K的食物补充

深绿色蔬菜及酸奶是日常饮食中容易取得的维生素K补给品，其他食材如牛肝、蛋黄、乳酪、酸奶、海藻、菠菜、甘蓝、青笋、花菜、豌豆、香菜、大豆油等中也含有丰富的维生素K。

在宝宝出生后第一次体检时，医生都会特别指导爸爸妈妈帮宝宝补充维生素K，使维生素K进入宝宝的身体和大脑。因为维生素K无法通过人的身体形成，所以在日后，宝宝还需要通过饮食来摄取维生素K。

如何发现胎膜早破的迹象

定义	胎膜在临产前破裂称胎膜早破，发生率占分娩总数的6%~12%。胎膜早破一般会导致早产，增加宫内及产后感染率
症状	破膜后，孕妇突感阴道内有液体流出，开始时量大，继而间断少量排出，羊膜破口很小时，流出的羊水量少。所流出的液体通常稀薄如水
后果	一般破膜后常于24小时内临产
预防措施	1.积极预防和治疗下生殖道感染，重视孕期卫生指导； 2.孕中晚期不要进行剧烈活动，生活和工作都不宜过于劳累，避免负重及腹部受撞击； 3.宫颈内口松弛者，应卧床休息； 4.坚持定期做产前检查，孕4~6个月每个月去检查1次；孕7~9个月每半个月检查1次；孕9个月以上每周检查1次；有特殊情况应随时去做检查； 5.每天保持愉快的心情，适当地到外面散步； 6.不宜走长路或跑步，走路要当心以免摔倒，特别是上下楼梯时，切勿提重东西以及长时间在路途颠簸； 7.孕期减少性生活，特别是怀孕晚期3个月，怀孕最后1个月禁止性生活，以免刺激子宫造成羊水早破

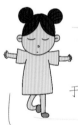

TIPS

孕30周后，由于胎儿不断增大，子宫压迫膀胱若引起尿频，属于正常现象，但如果发生尿床应警惕是否存在胎膜早破的可能性。

发生胎膜早破该怎么办

胎膜早破是常见的分娩并发症，它有可能引起宫内及产后感染，导致早产，需要引起警惕。应了解相关处理办法。

1.破膜后注意保持外阴清洁。

2.卧床休息，抬高床脚，使头低臀高，以防脐带脱垂。

3.尽快联系医生，破膜超过12小时者，给予抗生素以预防感染。

4.若大于孕36周以上，破膜超过24小时仍未临产，胎膜、胎盘感染或围产儿发病率及死亡率均相应增加，必要时进行剖宫产。

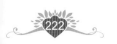

5.对胎位不正、头盆不称、骨盆狭窄以及其他产科并发症者，应根据情况作相应处理。

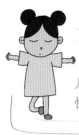

TIPS

　　预防性抗生素对产妇破膜发病率的减少作用甚微，且对新生儿的发病率及死亡率并不减少，产后应积极进行治疗，优于预防性应用抗生素。

妊娠后期如何数胎动

姿势

坐下把脚垫高，或左侧位躺下，把手放在肚子上。

时间

早、中、晚各选择一段固定的时间来持续数胎动1小时。

计算

感受到1次胎动，就在纸上做1个记号。每天睡前把3次测得的胎动次数相加，然后再乘以4，得出12小时的胎动次数。

标准

12小时的胎动次数一般应在30～40次；胎动频繁的孕妈妈，12小时的胎动次数可能会达到100次左右。

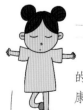

TIPS

　　胎儿在孕后期的胎动方式变化多样，如果孕妈妈是高危孕妇的话，孕后期掌握如何数胎动，可有助于孕妈妈判断胎宝宝的健康状况。

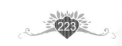

胎宝宝脐带绕颈怎么办

脐带缠绕是脐带异常的一种，以缠绕胎宝宝颈部最为多见，是脐带异常中最重要的类型之一。另有一种不完全脐带绕颈者，称为脐带搭颈。缠绕躯干及肢体，常被统称为脐带绕颈或脐带缠颈。

正确面对脐带绕颈

1.胎动监测胎宝宝状况：学会数胎动，胎动过多或过少时，应及时去医院检查。

2.了解羊水状况：羊水过多或过少、胎位不正的要做好产前检查。

3.按时孕期检查：通过胎心监测和超声检查等间接方法，判断脐带的情况；如在家中可以每天两次使用家用胎心仪（多普勒胎心仪），定期检查胎儿情况，发现问题及时就诊。

4.减少心理恐慌：发现脐带绕颈后，不一定都需要剖宫产，只有胎头不下降或胎心有明显异常（胎儿窘迫）时，才考虑是否需要剖宫产。

如何应对孕后期尿频、漏尿状况

怀孕后，尿意频繁，一旦孕妈妈没能及时上厕所，就有可能出现漏尿在裤子上的尴尬局面，下面几种办法可以有效改善孕后期尿频、漏尿状况。

使用护垫、卫生巾，有效防范

孕期使用卫生巾或护垫，一旦发生情况，可以轻松更换，减少心理负担。但是，孕妈妈需要注意一定要经常更换卫生巾、护垫，防止细菌感染。

进行缩肛运动，锻炼肌肉

进行缩肛运动和骨盆放松练习，能够增强盆底肌肉的张力，有助于预防压力性尿失禁，有助于控制排尿。具体动作为：四肢跪下呈爬行动作，背部伸直，收缩臀部肌肉，将骨盆推向腹部。并弓起背，持续几秒钟后放松。

调节饮食，夜里少吃利尿食物

孕妈妈在晚上，尤其是睡前，应控制饮水，少吃利尿性的食物。

避免仰卧位，减少对输尿管的压力

仰卧会加大子宫对输尿管的压迫，促生尿意。

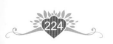

每周在线问答

Q　脐带绕颈对胎儿有什么影响?

A　脐带绕颈属高危妊娠,随时可引起胎儿宫内窘迫。在孕后期若脐带有多处缠绕,对于胎儿则是非常危险的,缠绕较紧者可影响脐带血流的通过,从而影响到胎宝宝氧和二氧化碳的代谢,使胎儿出现胎心率减慢,严重者可能引起胎儿宫内缺氧,甚至胎儿死亡。脐带缠绕对胎儿的影响,与缠绕的周数及松紧度、脐带的长短、羊水量有关。同时还与是否临产有关。在孕期,如果发现有脐带缠绕现象,只要胎儿继续在活动,孕妇就不需要太担心,应密切关注胎心监护,进行预防。

Q　胎心监护有什么作用? 和胎动有什么不同?

A　正常的胎儿心率随子宫内环境的不同,时刻发生着变化,胎心率的变化是中枢神经系统正常调节机能的表现,也是胎儿在子宫内状态良好的表现。而胎心监护的使命是尽早发现胎儿异常,在胎儿尚未遭受不可逆性损伤时,采取有效的急救措施,使胎儿及时娩出,避免发生影响其终身的损伤。可以通过监测胎动和胎心率来反映胎儿在母体内的状况,在孕35周后,孕妇每周去医院产检时,都要进行胎心监护。但这样只能在特定时段监测,而不能按照需要监测,所以还需要孕妈妈养成每天自行监测胎动的习惯。

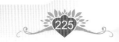

孕 36 周
随时准备和宝宝见面

孕妈妈体态变化

　　孕36周的时候，由于胎宝宝所处的位置在逐渐下降，孕妈妈会感到下腹坠胀，前段时间的呼吸困难和胃部不适等症状反倒有所缓解。现在，每当胎宝宝在孕妈妈腹中活动时，他的手、脚和头可能会清楚地在你的腹部凸显出来，因为此时的子宫壁和腹壁已变得很薄了。随着体重的增加，孕妇的行动越来越不方便，有些孕妈妈会尿意频繁。这些都是正常的现象。

胎宝宝发育状况

　　孕36周，胎宝宝的生长还在继续。大部分内脏器官发育趋向完全，肾脏、肝脏都已基本完成并开始运转。目前胎长约45厘米，胎重2.7千克～3千克，体重还在以每天28克左右的速度增长着，双顶径约为8.81厘米，腹围约为31.8厘米，股骨长约为6.95厘米。胎宝宝现在的姿势很可能是头朝下的，这是顺产最理想的胎位。

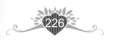

如何应对孕晚期的痔疮

孕晚期痔疮易加重

妊娠期间，盆腔内的血液供应增加，胎儿发育后，长大的子宫会压迫静脉，而造成血液的回流受阻，再加上妊娠期间盆腔组织松弛，都可以促使痔疮的发生和加重。分娩以后，这些因素自然会逐渐消失，痔疮的症状也会得到改善，甚至消失。

孕晚期应对痔疮方式

饮食疗法

如果在妊娠期间对脱出来的痔疮进行套扎、冷冻、激光等特殊治疗，或手术切除，孕妇均需要冒一定风险。因此，只要不是大量或经常出血，还是等到分娩以后再进行彻底治疗。妊娠期间患者应以饮食疗法为主，多吃含粗纤维的蔬菜和水果，例如，菠菜、韭菜、香蕉、梨等。对于习惯性便秘者，可经常食用一些润肠通便的食品，例如，蜂蜜、炒黄豆、瓜子等，这样才能保持大便通畅。

如厕方式

上厕所时最好采取坐坑式，而且排便时间不宜过长。如果在排便时痔疮脱出，应及时进行处理：排便后，先洗净肛门，然后躺在床上，垫高臀部，在柔软的卫生纸或纱布上放些食用油，手拿油纸，将痔核轻轻地推入深处，然后塞进一颗刺激性小的肛门栓。但是，不要马上起床活动，最好同时做提肛运动5~10分钟。

情况紧急时需到医院治疗

万一痔核脱出后不能托回肛内，孕妈妈应及时到医院进行诊治。

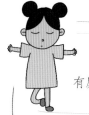

妊娠期间孕妈妈若发生痔疮，应避免使用麝香痔疮膏以及含有麝香、冰片的药物，以免造成流产。

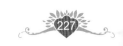

克服临产前焦虑综合征

产前焦虑不利于母婴健康

孕妈妈的心理状态会直接影响到分娩过程和胎儿状况，据调查，严重焦虑的孕妇肾上腺素分泌增加，导致代谢性酸中毒引起胎儿宫内缺氧，并会因得不到充分的休息和营养导致自主神经紊乱，易发生恶性妊娠呕吐，甚至分娩时宫缩无力，造成滞产、早产。科学数据表明，产前严重焦虑的孕妈妈剖宫产概率比正常孕妇高一倍，且产后易发生围产期并发症。

克服产前焦虑三法宝

放松思想，以乐观态度迎接宝宝

现在的医疗技术能最大程度地保证母子的安全。孕妈妈应该多学习这方面的知识，增加对自身的了解，增强生育健康宝宝的信心。

悦纳自我，以自信态度面对自己

多照些有意义的照片留作纪念。妊娠晚期大部分孕妈妈觉得自己面部晦暗、身体水肿，所以心情低落。其实这段时间是上天赐予女人的另一种美丽。孕妈妈完全可以自信、开朗地面对自己的形体变化。

开阔眼界，感受生活美好

孕晚期不要因为自己行动不便而闭门在家，整日躺在床上的孕妈妈难免会杞人忧天，产生不必要的担忧。可以每天外出散步、适当运动，感受自然风景的美丽，人际关系的和谐，这样就会在美好生活中克服焦虑感。

不要把注意力集中到对未来生活的担忧上。每天早晚可以出去散散步，呼吸一下新鲜空气，感受一下生活的真实和忙碌，给自己的未来规划一个努力的目标，这也是放松紧张情绪的有效方法。

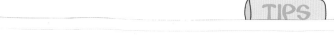

TIPS

在孕妈妈焦虑严重期，家人应给予重视和关心，不要单独留孕妈妈一人在家。

宫缩频繁需要注意什么

怀孕20～37周：宫缩频繁需提防早产

大约在分娩前一个月，孕妈妈会开始感觉到宫缩，而且宫缩频率越来越高。如果宫缩次数不是很频繁，没有腹痛，注意休息就可以了。如果每小时宫缩次数在10次左右就应及时去医院，在医生指导下服用一些抑制宫缩的药物，以预防早产的发生。

需要注意的是，不要自行用药，而且服用药物一般也不能缓解，这时，孕妈妈要注意休息，尤其不能刺激腹部。

怀孕37周以后：宫缩频繁预示将分娩

接近预产期时，伴有疼痛的宫缩，是分娩的先兆。如果宫缩引起的疼痛逐渐增强，间隔逐渐缩短，疼痛时间逐渐延长，甚至像浪潮一样涌来，阵阵疼痛向下腹扩散，或有腰酸、排便感，这种宫缩就是身体在为宝宝出生做准备，是分娩的征兆。

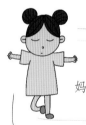

第一胎的孕妈妈若十分钟内宫缩三次以上，第二胎以上的孕妈妈若十分钟以内宫缩一次，就要到医院评估是否需要住院待产了。

孕36周后还需要做什么产检

体重

孕期体重控制在孕后期很重要，关系到妊娠高血压疾病、妊娠糖尿病综合征的预防，还牵涉到胎儿的生长发育指标以及产后的恢复等。

血压

妊娠期高血压是比较常见的一种高危妊娠疾病，每次产检必须检查。血压数值表示为"收缩压/舒张压"。

产科检查

了解软产道及骨盆腔内的生殖器官有无异常，对分娩情况提早做估计。

宫高

判断子宫大小的数据之一，有助于动态观察胎儿生长发育状况，估计胎儿体重，及时治疗胎儿发育迟缓、巨大儿等妊娠异常情况。

尿检

有助于监测孕妇的肾脏情况。一般包括尿量、尿色、酸碱反应、比重、透明度等14项。

多普勒监测胎心

多普勒能够较早和敏感地听取胎心跳动情况，通过胎心音来确认胎儿发育情况。

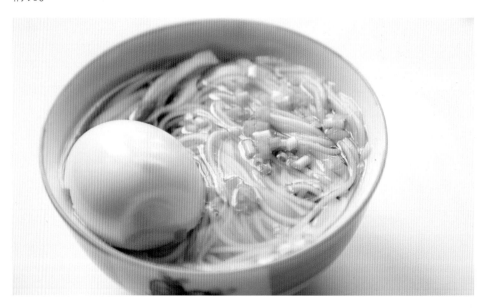

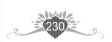

TIPS

孕晚期仍要重视胎儿对营养的需求，通过这些检查项目，可根据自身情况并且在医生的指导下适当补充营养。

每周在线问答

Q 孕妇有痔疮能顺产吗?

A 　　孕妈妈患有痔疮，可以选择自然分娩方式生产。但是，产妇在分娩的时候可能对痔疮会有一定影响。因为在分娩的过程中，孕妇用力会使腹压急剧增加，爆发性及持续性的用力，会让痔疮发生嵌顿现象，疼痛难忍。而且在生完孩子后，肛门处仍然很疼，生活将会受到严重影响。因此建议有痔疮的孕妇结合临床医生治疗方案，综合考虑，选择分娩方式。并且建议在备孕阶段尽可能将痔疮医好。在孕期一旦发现有痔疮的迹象就要及时调整饮食，适量饮水，适当运动，以减轻自然分娩难度。

Q 骨盆越大，自然分娩的机会就越大吗?

A 　　理论上说，孕妈妈的中骨盆直径在9.8厘米以上，自然分娩就不会有问题，如小于9.2厘米，则自然分娩的概率就比较低。因为大多数人的身材高矮与骨盆大小成正比，所以骨盆大的女性比较容易顺产这种说法在理论上是有一定道理的。但是临床实践中，影响分娩的因素十分庞杂，骨盆的大小只是其中一个因素，并非唯一决定性因素。所以，能否自然分娩，还是要综合产妇身体状况和胎儿发育程度而定。

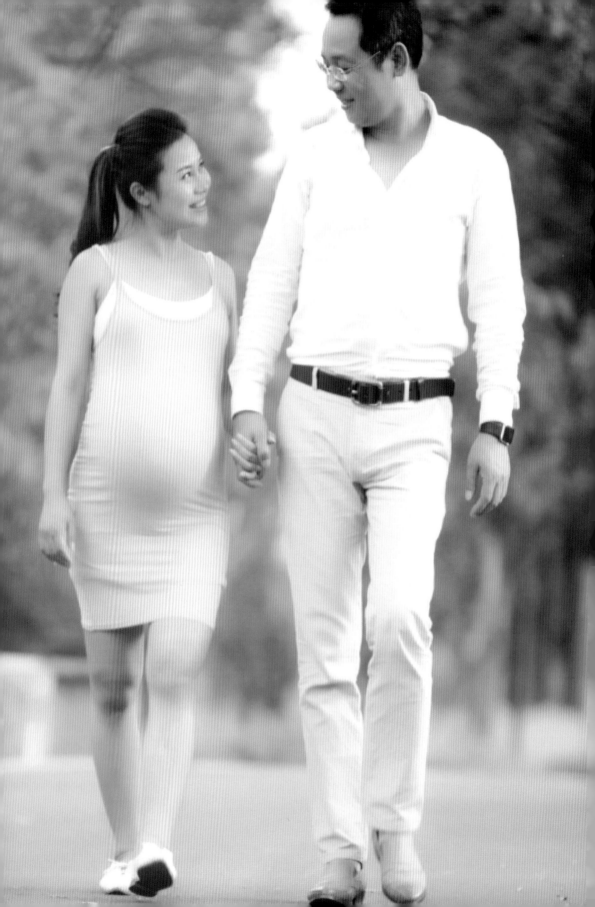

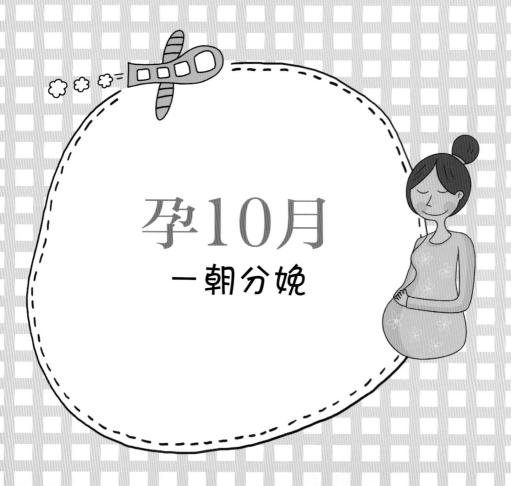

孕10月

一朝分娩

孕 37 周

胎儿已成为足月儿

孕妈妈体态变化

孕37周，孕妈妈的体重增加了大约10.5千克，腹围89厘米～100厘米，体态臃肿，行动日益艰难，体重还在继续增加，直到40周，大概还要增长1.2千克～2千克。大部分孕妈妈会感觉到下腹有坠胀感，同时发现腹部形状有改变，底部变宽，上腹部没有过去那么鼓胀了。

胎宝宝发育状况

这周胎宝宝身长约46厘米，胎重3千克，双顶径约为9厘米，腹围约为32.7厘米，股骨长约为7.1厘米。现在胎儿的正常姿势是头冲下，降入骨盆，为分娩做准备。如果胎位不正，自动转为头位的机会就很少了，医生很可能会建议剖宫产，以保证母子平安。

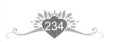

整理好待产用品

证件类	如预约卡、准生证原件、身份证、户口本复印件、生育保险证、公费医疗证（卡）
贵重物品类	现金、银行卡、手机、相机、摄像机以及所有电子产品所需要的电池和充电器
衣物类	哺乳衫、软底鞋、哺乳胸罩、腹带、棉袜、纯棉内裤、换洗衣服
饮食类	牛奶、巧克力、红糖
清洁用品类	脸盆、卫生巾、卫生纸、4~5条小垫子、软毛牙刷或漱口水、洗脸毛巾、牙膏、刷牙杯、梳子、餐具、吸奶器
婴儿用品类	浴巾、奶粉、奶瓶、奶瓶刷、奶瓶专用清洁剂、纸尿裤、婴儿湿巾、和尚服、围嘴或口水巾、保暖包被、隔尿垫

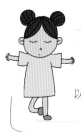

待产用品并不是越多越好，准爸妈应该仔细挑选必备物品，以免携带不便，又手忙脚乱反倒形成负担。

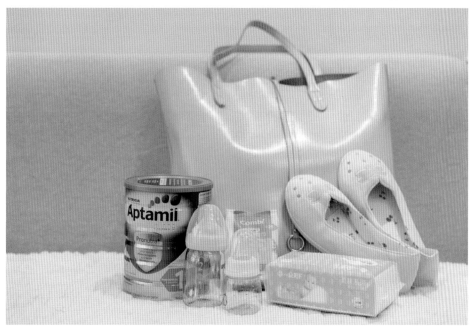

可以减轻阵痛的无痛分娩

无痛分娩是使用各种方法让孕妈妈们在时间最长的第一产程时的疼痛减轻，可以让孕妈妈们减少分娩时的恐惧和产后的疲倦，让产妇得到休息，得以积攒体力，当宫口开全时，有足够力量完成分娩。

无痛分娩并不能做到完全无痛。严格地说，医学上称之为"分娩镇痛"，只是有效缓解产痛，而不是让产痛消失。

陪伴分娩、水中分娩都可以纳入分娩镇痛的范畴，还有笑气吸入镇痛等，但这些方法的镇痛效果并不非常明显。

目前应用最多、最好的方法是硬膜外麻醉镇痛。

无痛分娩的好处
安全
硬膜外麻醉是医生在分娩妈妈的腰部硬膜外腔放置药管，药管中麻醉药的浓度大约相当于剖宫产的十分之一或更少，很安全。

方便
当宫口开到三指时通过已经放置的药管给药，分娩妈妈可以带着药管活动。

减缓疼痛
大约在给药10分钟后，分娩的妈妈就感觉不到子宫收缩的剧烈疼痛了，有的能感觉到的疼痛就好似来月经时轻微的腰痛，直至分娩结束。

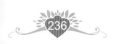

TIPS

无痛分娩不是人人都适合。有阴道分娩禁忌证、麻醉禁忌证，以及凝血功能异常，不可使用这种方法。有妊娠并发心脏病、药物过敏、腰部有外伤史的孕妈妈则应向医生咨询，由医生来决定是否可以进行无痛分娩。

二胎有哪些临产征兆

症状	具体表现	对策
子宫底下降	胃口大开	如果经产妇在二胎预产期快到时感觉胃部轻松，胃口大开，食量增加，这很有可能是由于子宫底下降导致的，子宫底下降会伴随产生上腹部变轻松、呼吸更顺畅、胃部受压感减弱的表现
	尿频	子宫底下降后，会压迫经产妇的膀胱、直肠，使经产妇易频繁产生尿意、便意，出现尿频、大便次数增多，便后便意不尽的诸多情况
	下腹部坠胀	经产妇的子宫底下降后，胎儿胎动会相应减少，下腹部会出现坠胀感，还会伴有腰酸腿痛、阴道分泌物增加的症状
见红	阴道流出粉红色、褐红色的黏稠液体，或是阴道分泌物中出现血丝	如果经产妇见红的表现为大量出血，出血时伴有腹痛的情况，则应马上就医
破水	主要是由于子宫收缩增强，子宫内压力增大，导致子宫的开口大，宝宝头部下降，胎膜破裂，羊水流出，羊水呈清亮的淡黄色	破水也是二胎分娩前的征兆，经产妇破水代表宝宝很快就会出生，这时应注意，经产妇应平躺，不要站立或坐起，如果此时去医院，则在车上也应平躺，坐着或站立容易导致脐带脱出，会给胎儿及产妇带来危险
腰痛腹痛	由于子宫收缩，从怀孕8个月开始，孕妇在站立、坐着、行走时都会感到腹部一阵一阵发紧、变硬，可表现为腰痛或腹痛	宫缩的间隔在十几分钟至两小时，多在夜间出现，临产前宫缩变成每隔2~3分钟1次，每次持续30~40秒

TIPS

　　一些孕妈妈在怀二胎后会出现频繁的腹痛现象，这是由于第一次妊娠的子宫瘢痕愈合不良。因此，怀二胎的孕妈妈肚子痛应及时就医，格外警惕子宫从第一次分娩的瘢痕处膨胀破裂。

双胞胎有哪些临产征兆

双胞胎妊娠的特殊性

一般情况下，普通孕妈妈的妊娠期通常都为四十周。但是对于怀双胞胎的孕妇来说，妊娠期是不同于一般情况的。因为通常怀双胞胎在孕36周就已经足月，可以出生了，也就是说，怀双胞胎36周时，孕妈妈的妊娠期也就即将结束了。所以，如果孕妇已经怀双胞胎36周了，那就要做好随时都可能进医院的准备，因为宝宝们随时都有可能出生。

双胞胎妊娠临产征兆

胎宝宝位于骨盆位置，准备好出生

胎宝宝在这最后的几周里通常都不会再成长更多了，因为子宫里已经没有更多的空间可供移动了。胎宝宝已经让自己处在骨盆的位置，准备好和孕妈妈见面了。所以孕妈妈的身体症状会非常敏感，关节部位发生肿胀，甚至能感到腹腔内器官有严重的挤压感，骨盆扩张明显。

出现假宫缩、便意频繁

假宫缩症状出现，并且剧烈。由于现在孕妈妈的肚子里装着两个待出生的宝宝，所以必然非常巨大。孕妈妈的小便也会变得更加频繁，而且会很着急。直到分娩之前，孕妈妈都很难好好休息。

其他的身体症状

与只怀了一个胎宝宝的孕妇相比，双胞胎孕妈妈可能会经历更严重的背部疼痛、便秘、呼吸困难、心率增加、食欲变化、性欲变化问题，可能有疲劳和腿部痉挛的现象。

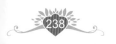

TIPS

双胞胎在最后阶段会给孕妈妈造成更多的压力，所以医生可能就会建议早些让宝宝们出生。如果宝宝们在这周出生，可能需要一点特殊的产前保健，孕妈妈应该按照医生意见进行。

每周在线问答

Q 很担心自己独自在家时宝宝降生，如果发生这样的情况，该怎么办呢？

A 　　首先，准爸爸应该避免孕晚期的孕妈妈自己在家情况的发生。其次，一旦孕妇自己在家时出现临产征兆，不要慌张，可按以下步骤进行：1.立刻打120，说清详细地址，请120派最近的护理人员来家里协助；2.给能够最快到达现场的家人打电话；3.打完电话后，先把家门打开，以免救护人员到了，你却疼得无法起身开门；4.在干净的棉被上保持平卧姿势，避免宝宝出生太快，头撞到地面；5.不要自己随意剪断脐带，以免感染，要等待医护人员处理。因为万一剪刀没有消毒，宝宝很容易发生细菌感染。

Q 生二胎时的分娩疼痛相比头胎是不是减轻许多，几乎感觉不到？

A 　　通常情况下，第二胎分娩与第一胎分娩相比产程较短、疼痛的时间较短。但是仍然无法彻底感觉不到疼痛。只能说，与第一次分娩相比，第二次的分娩疼痛感相对减轻。如果第一次分娩是顺产，则二胎顺产分娩会更轻松。但是对于高龄产妇来说，则二胎分娩时可能有一定危险，也有可能产程漫长、疼痛感较强。此外，如果第二次分娩距离第一次分娩很多年，则产程未必会短，分娩的疼痛感可能依旧会很强烈。

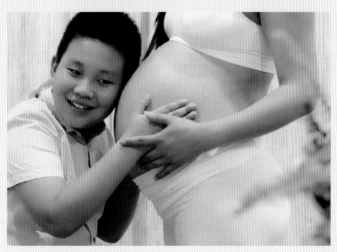

孕 38 周

及时发现临产信号

因为胎儿开始入盆，孕38周的孕妈妈腹部虽然更加突起，但是上腹部闷胀感会有所缓解，并且食欲变好。但是膀胱受到挤压，孕妈妈会增加去卫生间的次数。很多孕妈妈会感受到假阵痛收缩，这是正常的。如果有严重的下肢水肿，需谨防患上妊娠高血压疾病。总之，孕妈妈在这周要放松心情，充分休息，关注自己的身体变化，做好分娩准备。

孕38周的胎儿身长47厘米～50厘米，体重约3200克，双顶径约为9.08厘米，腹围约为33.6厘米，股骨长约为7.2厘米。宝宝的皮肤现在变得比过去光滑，胎宝宝身上原本覆盖的细绒毛和白色的胎脂正在逐渐脱落，这些脱落物和其他分泌物一起被胎儿在呼吸羊水时吞进体内，形成胎便，在新生儿降生后会排出体外。

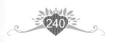

临产前的征兆有哪些

若出现下述现象则预示近期内会临产：

症状	具体表现
腹部轻松	初产妇在临产前1～2周，常感上腹部较前舒适，呼吸较轻快，食量增多
腹痛	有逐渐增强的腹痛感，持续时间延长，间隔时间越来越短，腹痛一阵紧似一阵
下腹坠胀	常感下腹坠胀，小便频、腰酸等
见红	在分娩前24～48小时，阴道会流出一些混有血的黏液，即见红。见红一般是临产前的一个信号。若阴道出血量较多，超过月经量，不应认为是分娩先兆，而要想到有无妊娠晚期出血性疾病，如前置胎盘、胎盘早剥等疾病
破水	由于子宫收缩加强，子宫腔内压力增高，促使羊膜囊破裂，囊内清亮淡黄的羊水流出。一般破水后很快就要分娩了。应立即让产妇取平卧姿势并送往医院分娩，千万不可直立或坐起，以免脐带脱出，造成严重后果

孕妇在妊娠末期常在夜间感觉轻微腰酸，有腹坠感，临产前2周左右，会有不规则的肚子发紧、疼痛感，但是这种感觉通常持续时间较短，往往少于半分钟，并且不规则，程度既不重也不加强，在稍事休息后能够减轻或停止。孕妈妈需要注意这些症状并不是真正的临产征兆，而是医学上称为"假临产"的正常宫缩。

为什么要采足跟血

一般新生儿出生72小时之后要采取足跟血，目的是为了检测两种疾病，一种叫作甲状腺功能减低症，一种叫作苯丙酮尿症。

苯丙酮尿症是一种染色体隐性遗传疾病，患这种疾病的宝宝会出现湿疹、呕吐等症状，但是并不表示有湿疹的孩子就一定会患这种疾病，因为湿疹差不多是大部分新生儿都会出现的一种皮肤类疾病，跟苯丙酮尿症没有直接的联系。如

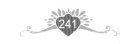

果宝宝在日后的护理中出现尿液有难闻的臭味，应考虑一下是否跟这种疾病有关系。患有苯丙酮尿症时，治疗过程漫长，需要在饮食上严格控制宝宝的饮食，不能摄入过多的苯丙酮酸，也不能不摄入，因为如果不摄入也会延误宝宝的生长，所以一定要按照医生的要求严格控制。

甲状腺功能减低症是由于先天性因素造成的甲状腺激素分泌减少，导致新生儿生长障碍。患这种疾病的宝宝不哭、不闹、整天睡觉而且不爱动、生理性黄疸的时间也会随之延长，迟迟不退。症状随月龄的增加明显，两眼之间的距离比较宽、舌头大而且经常伸出嘴外面，发育迟缓、智力明显落后于同月龄的孩子。甲状腺功能减低症，治疗方法非常简单，及早发现及早治疗，只要给宝宝补充甲状腺素就可以了。

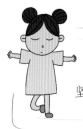

TIPS

苯丙酮尿症早期治疗可以避免孩子发生残疾，治疗重点在于坚持长期配合治疗，不能自行增减药量或是中断治疗。

什么时候应该去医院待产

选择适当的时机到医院待产，能使孕妈妈安全分娩。接近预产期时，如果孕妈妈出现以下情况应选择去医院待产：

宫缩	一开始往往不规则，当发生得越来越规则时，就离分娩不远了，应马上到医院待产
见红	妊娠后期的出血都要马上到医院检查，尤其是出血量较大时
破水	突然阴道流出像尿一样多的水，带点腥味，不能自己控制，这是破水。此时要及时去医院，路上孕妇应平卧

其他注意事项：1.孕妈妈有以上身体征兆时，在前往医院的路上，注意应尽可能平卧；2.注意需有人陪同前往；3.如到医院后征兆消失或减轻，不要马上离院，注意需经医生诊断许可后方可自由活动。

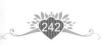

可以帮助顺产的导乐

"导乐"一词出自希腊文"Doula"，指产妇分娩时陪伴在其身边的专业人士。国内的导乐在临产开始和产后2小时提供服务。在产程中，导乐进行产程观察，并根据自己的分娩经历和医学知识，在不同的产程阶段，提供有效的方法和建议，并通过抚摩、按摩等方法来缓解分娩的痛苦，随着产程进展给予积极的帮助，不断地鼓励及安慰产妇，使产妇充满信心，充分发挥自己的能力，完成分娩过程。新生儿降临后，指导其早接触、早吸吮。

导乐的作用

缓解紧张情绪	有利于减轻产妇焦虑，缓解紧张情绪，可使产程缩短，产后出血量减少
安抚陪产家属	以专业知识和相关经验安抚家属，缓解家属的焦虑和恐惧，使产程在无焦虑，充满热情、关怀和鼓励的气氛中进行
给予专业指导	在不同的产程阶段提供有效的方法和建议，有利于母婴健康

TIPS

科学研究表明，导乐助产的分娩可使顺转剖的剖宫产率下降50%，产程缩短25%，需要催产素静脉滴注者减少40%，需用镇痛药者减少30%，产钳助产率减少40%，母儿并发症率也明显减少。

自然分娩第一产程

定义		第一产程也称为宫颈扩张期：从间歇5~6分钟的规律宫缩开始，到子宫颈口全开
时间		初产妇需11~12小时，经产妇需6~8小时
临床表现	宫缩规律	1.第一产程开始，子宫收缩力弱，间歇期较长5~6分钟，持续20~30秒 2.随着产程进展，间歇期2~3分钟，持续50~60秒，强度不断增加 3.当宫口开全时，宫缩时间可达1分钟以上，间歇仅1分钟或稍长
	宫口扩张	在此期间宫颈管变软、变短、消失，宫颈口逐渐扩大
	胎头下降	初产妇临产前胎头已经入盆，经产妇临产后胎头才衔接；随着产程进展，先露部逐渐下降，一般在宫颈扩张的最大加速期，胎头下降速度达最高水平，并保持不变，直到先露部达到外阴及阴道口

自然分娩第二产程

定义		第二产程也称为胎儿娩出期：从宫口完全扩张至10厘米到胎儿娩出
时间		初产妇需1~2小时；经产妇一般数分钟即可完成，但也有长达1小时者。第二产程的时间因人而异，此时仍需考虑到产妇个人的配合度及用力技巧
临床表现	破膜	宫口全开后，胎膜多数已经自然破裂，如果没有破裂，则会影响胎头下降
	宫缩	破膜后宫缩往往会停止，产妇略感舒适；随后宫缩较前增强，每次持续1分钟或更长，间歇1~2分钟
	排便感	胎头下降压迫盆底组织时，产妇有排便感，并不自主地产生向下用力屏气的动作
	胎头露出	宫缩间歇期，胎头或露出后又缩回，或露出后不缩回
	胎儿娩出	随着产程进展，胎头娩出，接着胎儿娩出

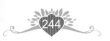

自然分娩第三产程

定义	第三产程为胎盘娩出期，从胎儿娩出后到胎盘娩出	
时间	需5~15分钟，初产妇和经产妇所需时间都不会超过30分钟	
临床表现	胎盘剥离后娩出	胎儿娩出后，子宫突然变小，胎盘不能相应缩小而与子宫壁发生错位导致剥离。剥离面出血，形成胎盘后积血；子宫继续收缩，增加剥离面积，使胎盘完全剥离而娩出
	胎盘剥离的其他表现	露在阴道外的脐带长度变长、子宫底上升到腹部、子宫变圆球形等

分娩时如何用力

一般来说，正常的产程需要12～16小时。也就是说，除非是急产，否则每位产妇都要保持足够的体力才能顺利分娩。所以，每一位产妇都要学会如何在分娩中正确用力，才能确保顺利生产。分娩过程分为三个阶段，每个阶段用力重点各有不同。

第一阶段：均匀呼吸，不用力

在此阶段应注意有意识地锻炼腹式深呼吸。在宫缩时吸气要深而慢，呼气时也要放慢；同时注意宫缩间歇期的休息。

第二阶段：用尽全力，屏气使劲

宫口开全后宫缩开始时，产妇应双腿屈曲分开，像解大便一样用力向下，时间越长越好，以增加腹压，促进胎儿娩出。宫缩间歇时，充分放松休息，留待下次宫缩时再用力。

第三阶段：再次用尽全力

孕妈妈可继续按照第二阶段的屏气法用力，用尽全力，以加快胎盘的娩出，减少出血。

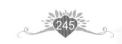

每周在线问答

 什么情况下需要做会阴切开？容易愈合吗？

 　　孕妈妈不用对会阴切开术有恐惧心理。首先，医生会根据产妇分娩状况合理决定是否采用会阴切开术加快产程、帮助分娩。判断标准有：会阴紧，不切开将发生会阴严重撕裂者；第二产程宫缩乏力或胎儿宫内窒息须迅速娩出者；臀位初产、手术产（如产钳术）、早产（以减少颅内损伤）等。其次，如果初产妇会阴较紧，对胎儿娩出阻力较大，有时可发生严重外伤，必要而适时地切开会阴既有利于胎儿的娩出，还可防止因会阴的创伤所造成的盆底松弛等后遗症。切开的伤口边缘齐整，较裂伤易于对合，愈合也较好。

 第一产程时应该如何调整气息，准备顺利分娩？

 　　第一产程时主要保持稳定的呼吸，因为宫颈还没有完全打开，所以此时不能用力，总的来说是以深呼吸为主，感觉到宫缩时，就开始吸气，做缓慢而深长的呼吸。在整个宫缩期间，尽量保持深长的呼吸，当宫缩增强时，要注意调整呼气，此时呼气会因为紧张而变快或变短，而且控制呼气要比控制吸气容易得多。注意千万不要屏气，不要因疼痛和紧张引起机体的高度紧张。而且，需要避免呼吸急促。

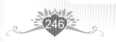

孕 **39** 周

加足马力，最后冲刺

孕妈妈体重大约增加了10千克～11千克，宫高31厘米～38.5厘米，腹围89厘米～100厘米，臃肿的体态让孕妇行动不便，可能心理上也有一些紧张。这是不必要的，放轻松，好好准备迎接宝宝的降生吧。

胎宝宝在继续长肉，宝宝出生后的体温调节可全靠这些脂肪层了。现在胎儿长49厘米～51厘米，重3千克～4千克，双顶径约9.21厘米，腹围约34.5厘米，股骨长约为7.34厘米，器官已经完全发育，作为一个足月儿，随时都有出生的可能了。

什么情况下必须进行剖宫产

虽然建议孕妈妈采用自然分娩方式，但是剖宫产作为处理难产的主要医学手段，某些特殊情况下必须采用。

胎宝宝的情况特殊

1.胎儿过大，孕妈妈骨盆无法容纳胎头。

2.胎儿出现宫内缺氧，或分娩过程中缺氧，短时间不能顺利分娩。

3.胎位异常，如横位、臀位，尤其是胎足先入盆、持续性枕后位等。

4.产程停滞，胎儿从阴道娩出困难。

孕妈妈的情况特殊

1.骨盆狭窄或畸形。

2.有软产道的异常，如梗阻、瘢痕、子宫体部修补缝合及矫形等。

3.患严重的妊娠高血压疾病，无法承受自然分娩。

4.高龄、初产。

5.前置胎盘或胎盘早剥等。

6.严重的妊娠并发症，如合并心脏病、糖尿病、慢性肾炎等。

7.有多次流产史或不良产史的孕妈妈。

TIPS

剖宫产手术前孕妈妈常感焦虑，这对术后愈合不利，应及时咨询医生，了解手术相关事项，排除心理恐惧，做好准备，迎接宝宝的出生。

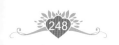

孕晚期胎动越来越少正常吗

　　胎动指的是胎儿在子宫腔里的活动冲击到子宫壁的动作。孕妈妈感到胎宝宝的正常胎动，就会知道胎宝宝平安健康，胎儿健康状况良好。如果胎动异常，就可能是胎儿遇到了困难和危险，所以，学会观察胎动是孕期的一项重要工作。孕妈妈如能注意观测胎动，及时发现异常，及时诊治，这对于胎宝宝的健康是很有益的。

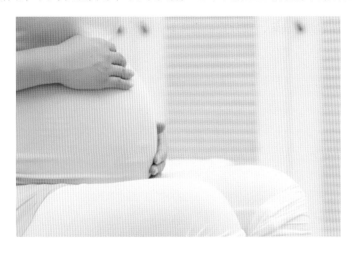

哪些因素会影响胎动

　　胎动是一种主观感觉，孕妇对胎动的敏感度、羊水量的多少、腹壁的厚度、服用镇静剂或硫酸镁等药物，都会影响孕妇对胎动的感受。所以，判断胎动时，应考虑到这些因素。

不用担心孕晚期胎动的减少

　　孕后期，很多孕妈妈会感觉胎动似乎越来越少，内心难免担心胎宝宝的健康状况。其实，这是正常现象。到了孕后期，胎儿越来越大，活动的空间就会越来越小，所以随之胎动就会减少，孕妈妈只要注意每天定时数胎动就可以了。

　　胎儿的胎动计数，只能作为反映胎儿安危的一个标志。至于胎儿的发育情况，有无畸形和其他异常情况，需要医生结合其他医疗仪器检查结果，综合分析，才能做出准确无误的判断。

每周在线问答

 怀孕39周，胎位不正怎么办?

 孕39周的孕妇可以继续按照医嘱做胎位矫正运动，一旦胎位矫正不过来了，建议采用剖宫产方式。切忌盲目要求顺产，影响母婴健康。

 剖宫产后可以洗头、洗澡、漱口、刷牙吗?

 建议一个月内不要淋浴或盆浴，以免伤口感染，术后2天起可采用擦洗方式为产妇清洁身体。洗澡时首先要注意防止伤口感染，水温不要过热，也不要过冷；可以按时清洁牙齿。刷牙时选用细软一点的牙刷，也可以在刷牙前将牙刷在40℃左右的温水中事先浸软。刷牙对产妇来说除了清洁口腔外，还有两个方面的好处，一是可以按摩牙龈，二是可以增强食欲。

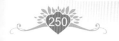

孕 40 周

结束辛苦等待，宝宝出生了

经历了十月怀胎，怀孕40周的孕妈妈，此时体重已经增重了大约11.7千克，宫高增加到30厘米~34厘米，马上就要分娩了，胎儿位置不断向下降，随时可能分娩，因此要随时做好去医院的准备。如果感觉到腹部一阵阵持续的疼痛，而且这种疼痛变得越来越长、越来越剧烈、越来越集中时，这就是分娩征兆了。

孕40周时，胎儿的各个器官已完完全全发育成熟，准备降生了。这时出生的宝宝平均体重在3.5千克左右，身长大概有51厘米，双顶径约为9.28厘米，腹围约为35.4厘米，股骨长为7.4厘米。大多数的胎宝宝会在预产期这几天降临，但是也会提前或推迟两周，这都是正常的，据统计，真正能准确地在预产期出生的婴儿只有5%。超过两周还不分娩，就应及时就诊，因为胎儿过熟，有时也会有危险。

顺产后的饮食安排

顺产后坐月子期间可按4阶段进食，帮助身体恢复，同时为乳汁分泌、哺育小宝宝做好营养准备。

产后4阶段饮食注意

时间	特点	身体需要	饮食搭配
第一周	以排恶露、水肿为主	补气养血	主食：薏仁饭可排水消肿；小米粥可恢复体力；糯米粥可补中益气
			蔬菜：炒青菜、芹菜、豆芽、红萝卜、蘑菇、木耳
			饮水：红糖水有利于恶露的排出；豆浆补血补肾，利于乳汁的分泌
			特别注意：可吃猪肝养血，每天早上空腹喝一碗生化汤利于恶露的排出
第二周	以增强骨质和腰、肾为主	恢复骨盆	主食同第一周
			淡盐少油，多吃高蛋白食品
			鸡鸭鱼肉都可以吃，饭菜不要过于油腻。常温的香蕉、苹果可以吃
第三周	以补充体质为主	补充体能，促进乳汁分泌	可以多喝汤，猪蹄汤、骨头汤、鸡汤、鱼汤，各种大补汤，有助于乳汁的分泌
第四周	以通便、利尿、活血为主	促进新陈代谢	加入更多排毒通便、促进新陈代谢、美容养颜、补气养血的食物，让气色、精神、皮肤状态好转，促进乳汁分泌和身体器官恢复正常

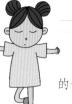

TIPS

总的原则是多吃高维生素、低热量、低脂、低糖，容易消化的食物，口味要注重清淡，还要补充必要的氨基酸。

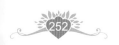

剖宫产后的饮食安排

时间	特点	身体需要	饮食搭配
第一周	以排出恶露、促进伤口愈合为主	补气养血	剖宫产术后约24小时给予蛋汤、米汤等类流食1天，忌牛奶、豆浆、大量蔗糖等胀气食物；肠道气体排通后，改用半流质食物1~2天，如稀粥、汤面、馄饨等，再转为普通饮食
			蔬菜：炒青菜、芹菜、豆芽、胡萝卜、蘑菇、木耳
			鸡汤、肉汤、鱼汤等汤水类进补；宜多吃含铁质食物补血；猪肝有助排恶露及补血，是剖宫产产妇最好的固体食物选择；鱼、维生素C有助伤口愈合
第二周	以收缩子宫与骨盆腔，腰骨复原、骨盆腔复旧，促进新陈代谢，预防腰酸背痛为主	增强骨质和腰、肾的功能，恢复骨盆	主食饭菜同第一周
			菜式推荐： 桂圆红枣粥可补血，安神养心； 木瓜鳅鱼汤可催乳； 蔬菜类可补血，防治便秘
第三周	以补充营养、调养体力为主	补血、理气，预防老化，帮助女性恢复肌肤的光滑与弹性	淡盐少油，多吃高蛋白食品
			可开始吃调理产后体力的调养品并进行催奶；食用鸡肉、排骨、猪脚可增加热量摄入
第四周	以通便、利尿、活血为主	补充体能，促进乳汁分泌及新陈代谢	加入更多排毒通便、促进新陈代谢、美容养颜、补气养血的食物，让气色、精神、皮肤状态有所好转，促进乳汁分泌，使身体器官恢复正常

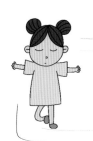

坐月子期间的饮食原则是适量、丰富，忌生冷。

产后护理早知道

产后应密切观察出血量、恶露量，包括颜色、持续时间和气味。

出血异常	刚刚分娩后出血量增多	子宫收缩不良、产道裂伤、胎盘残留及有凝血功能异常造成，即称为"产后出血"
	分娩2~3周以后出血量增多	甚至发生大出血，这需要产妇特别注意，往往在出院后红色恶露一直未净，然后突然出血量增多，可能为胎盘附着部位子宫复旧不良、胎盘胎膜或蜕膜残留、子宫切口感染
恶露异常	时多时少	色紫黯如败酱色或洗肉色，有恶臭气味，同时可伴有发热、腹痛、子宫压痛，为产褥期感染
	时间长，超过正常时间	可能为子宫复旧不良、产妇体质差、气虚、内分泌失调

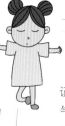

心情舒适有利于自身身体恢复，更有利于宝宝健康成长；保证室内有新鲜空气对产妇、婴儿的健康都非常重要。但流动的空气绝对不能直接吹到大人与宝宝。建议在早晨、上午通风，空气质量好一些。

超过孕40周迟迟不生怎么办

怀孕40周一部分宝宝还不愿意"出来"，临近40周仍无分娩征兆的孕妈妈要做的是：

首先，放松心情，安心待产。孕妈妈不用太过紧张，相对预产期提前或推迟一到两周都是正常现象。

其次，加强检查，掌握情况。缩短检查间隔时间，掌握宫内胎动情况，做B超随访羊水量。如无异常，可在密切监护下继续妊娠。

再次，加强运动，自我"催产"。虽然过期妊娠的原因还不明确，但绝大部

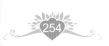

分产科医生认为这跟孕妇本身的体质及怀孕后期是否做适度的运动有关。这个时候可以每天散步30分钟以上或每天缓慢上台阶。

最后，孕41周后及时就医。42周后孕妇的胎盘环境可能变差，功能变弱，羊水变得少而混浊，所以过了40周仍未生产就应及时就医。

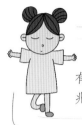

由于现在很多女性的月经周期不规律，或者周期较长，甚至有记不清楚者，所以"月经算法"并不十分准确。孕40周仍无产兆的孕妈妈，建议最好请医师确认预产期是否正确。

生育保险为孕妈妈支付哪些费用

生育保险是通过国家立法，在劳动者因生育子女而暂时中断劳动时，由国家和社会及时给予物质帮助的一项社会保险制度。生育保险基金支付范围包括：生育津贴、生育医疗费用、计划生育手术医疗费用以及国家和本地区规定的其他费用。

生育津贴：按照女职工本人生育当月的缴费基数除以30再乘以产假天数计算。生育津贴为女职工产假期间的工资，生育津贴低于本人工资标准的，差额部分由企业补足。

生育医疗费用：包括女职工因怀孕、生育发生的医疗检查费、接生费、手术费、住院费和药品费。

计划生育医疗费用：包括职工因计划生育实施放置（取出）宫内节育器、流产术、引产术、绝育及复通手术所发生的医疗费用。

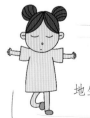

生育险待遇不受户籍限制，参加生育保险的人员，如果在异地生育，其相关待遇按照参保地政策标准执行。

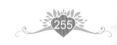

每周在线问答

Q 产后多久可以开始活动，坐月子真的要在床上待一个月吗？

A 产后一周内可以有意识地进行一些运动。顺产产后24小时内注意休息，但不是绝对卧床，可以适量进行一些室内活动，2～3天内可以在室内正常活动，如自己刷牙、洗脸等，但不包括家务劳动。剖宫产的产妇24小时内也要请他人帮助"被动运动"，术后6小时要翻身，早期活动有助血液循环，可以防止肠粘连。总的原则就是适量活动，不要激烈运动，逐渐恢复。

Q 母乳喂养宝宝，会不会出现乳房下垂、身材走样等问题？

A 恰恰相反，母乳喂养有促进母亲形体恢复的作用。身材走样并非母乳喂养所造成，产妇大量补充营养才是造成身材走样的主因，正所谓"一个人吃两个人分量"，若能坚持母乳喂养，方可把多余的营养提供给宝宝，保持供需平衡。宝宝的吸吮过程反射性地促进母亲催产素的分泌，促进母亲子宫的收缩，能使产后子宫早日恢复，有利于消耗掉孕期体内堆积的脂肪。

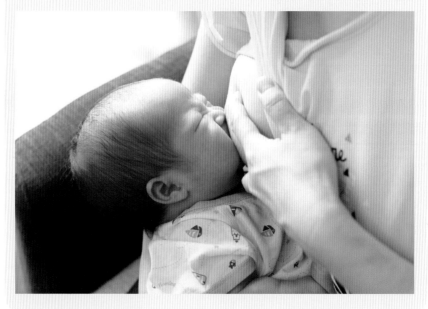

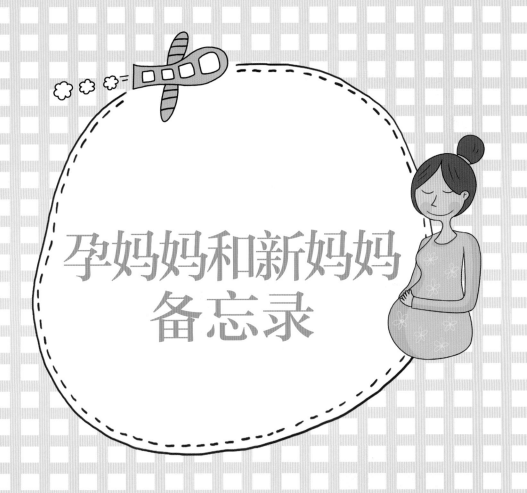

孕妈妈和新妈妈
备忘录

孕期40周产检项目及日程表

时间	检查目的	检查注意事项
	孕早期	
孕5周	确诊受孕	一般女性自行验尿呈阳性，且月经推迟7~10天以后，就医做B超，确认是否怀孕
孕12周	第一次产检	主要是进行基础项目的检查，同时办理"孕妇健康手册"，即建小卡
	孕中期	
孕16周	第二次产检	查看第一次产检报告，基础的例行检查，进行唐筛，满16周可额外进行羊膜穿刺，查看胎儿染色体是否异常
孕20周	第三次产检	满20周后进行超声波检查，主要是进行排畸，即查看胎儿是否存在外观发育上的大问题。为了排除先天性异常，医生会重点查看胎儿的几大数据，如头围、腹围、腿骨长等
孕24周	第四次产检	进行妊娠胆汁淤积症、妊娠糖尿病的筛查。若孕妈妈患有妊娠糖尿病，则需要配合饮食调理，若症状严重还需进行医学治疗
	孕晚期	
孕28周	第五次产检	这次产检的检查重点是乙肝的排除。若孕妈妈携带乙肝病毒，那么新生儿出生后24小时内只要及时注射疫苗，感染的概率就会降低。此外，关于梅毒、艾滋病的测试也是为了能及早确保胎儿的健康
孕30周	第六次产检	妊娠满28周后，原则上每两周需要进行一次产检。不过具体情况视孕妈妈身体状况而言。这一次产检主要关注孕妈妈的水肿症状，若水肿严重，且检查出尿蛋白加高血压，那么孕妈妈就有子痫前期的危险
孕32周	第七次产检	妊娠满37周前孕妈妈要特别提防早产的发生，因此需要密切监测阵痛的频率，若疼痛持续半小时以上，且伴有下体出血，则需要立即就医
孕34周	第八次产检	这次孕妈妈需要进行一次详细的超声波检查，全面评估胎儿体重增加与发育情况。若胎儿体重不足，孕妈妈在怀孕的最后几周就得为胎宝宝累积脂肪而多摄入营养

时间	检查目的	检查注意事项
孕36周	第九次产检	孕36周开始，孕妈妈越来越接近分娩日期，因此每周都需要进行一次产检，以确保母婴健康。除了基础检查项目外，医生还会开始做胎心监护
孕37周	第十次产检	孕妈妈越来越接近生产日期，此时所做的产检，以每周检查1次为原则，并持续监视胎儿的状态
孕38周	第十一次产检	由于胎动越来越频繁，孕妈妈宜随时注意胎儿及自身的情况，以免胎儿提前出生
孕39周	第十二次产检	胎位开始固定，胎头已经下来，并卡在骨盆腔内，此时孕妈妈应有随时准备生产的心理。孕妇应该注意胎儿及自身的情况，尤其是腹部变硬、胎动减少等临产征兆，做好胎儿提前降临的准备
孕40周	第十三次产检	部分孕妈妈过了40周后仍没有生产迹象，此时就应考虑让医师使用催产素，避免胎儿因缺氧而发生意外

产检原则

孕早期：1~2次；

孕中期：每4周一次；

孕晚期：孕28周~孕36周前，每2周一次；孕36周后，每周一次

如何给新生儿办理出生证明

　　婴儿出生后一个月内，周一至周日正常上班时间，由宝宝父亲或母亲携带准生证、双方身份证到宝宝出生医院办理宝宝的出生证明。填写：准生证明号码、新生儿姓名、双方身份证号码、新生儿申报户口地址。因《出生医学证明》一旦打印，医院将无权更改，故要求填写字迹端正清楚，并仔细核对院方所填写内容，有疑问及时提出，确保填写内容正确无误。

　　港、澳、台及国外出生的婴儿，办理出生登记时通常需要提交国外或境外医疗机构出具的出生证明、父母及婴儿回国使用的护照或《中华人民共和国旅行证》、婴儿父亲和母亲的《居民户口簿》《居民身份证》《结婚证》以及当地落户所需的其他证明。

　　非婚生婴儿随母申报常住户口的，需提供产前医院检查证明及复印件；随父申报常住户口的，需提供亲子鉴定证明。

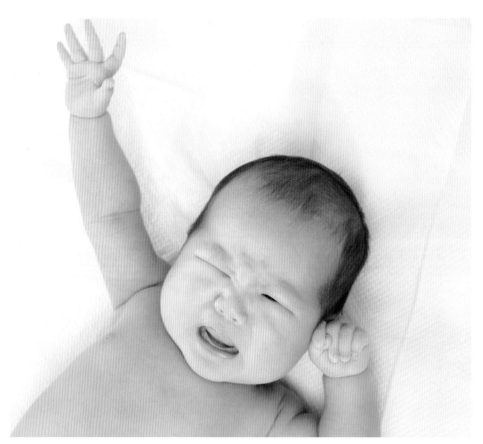

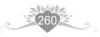

如何应对产后的不良情绪

调整生活方式

尽可能多休息，适当发泄，向家人、配偶求助。

调整观念意识

放弃完美主义想法，不要期望每件事都十全十美，在不感到疲惫的前提下尽力而为。

寻求心理医生或专业人士的帮助

如果抑郁情绪严重，可以主动向心理医生或专业人士求助，尽快度过抑郁期。

判断新生儿健康的标准是什么

1.新生儿降生后先啼哭数声，后开始用肺呼吸。头两周每分钟呼吸40～50次。

2.新生儿的脉搏以每分钟120～140次为正常。

3.新生儿的正常体重为3000克～4000克，低于2500克属于未成熟儿。

4.新生儿头两天大便呈黑绿色，黏冻状，无气味。喂奶后逐渐转为金黄色或浅黄色。

5.新生儿出生后24小时内开始排尿。

6.新生儿出生体温在37℃～37.5℃之间为正常。

7.多数新生儿出生后第2～3天皮肤轻微发黄，若在出生后2～3周黄疸不退或加深为病态。

8.新生儿出生后有觅食、吸吮、伸舌、吞咽及拥抱等反射。

9.给新生儿照射光可引起眼的反射。自第二月开始视线会追随活动的玩具。

10.出生后3～7天，新生儿的听觉逐渐增强，听见响声可引起眨眼等动作。

产后如何护理婴儿脐带

第一，保持清洁。护理脐带部位时一定要洗手，避免手上的细菌感染宝宝脐部。

第二，保持干燥。脐带脱落前，为宝宝洗澡时带上护脐贴、防水贴，不要让脐带沾水。

第三，防止污染。尿布不要盖到脐部，避免尿液或粪便沾污脐部创面。

第四，经常消毒。每天用75%的酒精棉签擦拭2遍，早晚各一次。在擦拭的时候，一手提起脐带结扎部位的小细绳，一手用蘸过酒精的棉签充分地擦拭脐带与肉连接的地方。

如何知道新生儿饿了和饱了

宝宝饿了

饥饿性哭闹、用小嘴找乳头、急不可待地吸吮动作。

宝宝吃饱了

了解宝宝的食量

婴儿平均每吸吮2~3次，咽下一大口，连续吸吮约15分钟就后基本可以吃饱。

留心宝宝的表情

婴儿吃奶后停止哭闹、有满足感，舌头抵挡乳头、吸吮减弱、安静入眠，可判断为吃饱。

观察宝宝的小便

婴儿每天尿8~9次，大便4~5次，呈金黄色，则是正常。

掌握宝宝的体重

足月新生儿如果喂养得当，体重第1个月每天增长约25克，第1个月增加720克~750克，第2个月增长约600克。

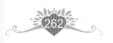